사소하지만
쓸모 있는 건강법

사람의집은 열린책들의 브랜드입니다.
시대의 가치는 변해도 사람의 가치는 변하지 않습니다.
사람의집은 우리가 집중해야 할 사람의 가치를 담습니다.

이 책은 실로 꿰매어 제본하는 정통적인 사철 방식으로 만들어졌습니다.
사철 방식으로 제본된 책은 오랫동안 보관해도 손상되지 않습니다.

사소하지만
쓸모 있는 건강법

미셸 시메스·파트리스 롬덴 지음 이세진 옮김

△ 사람의집

실비 들라쉬, 카퓌신 뤼아,
아멜리 바스티드, 이자벨 두망크,
폴루이 벨탕트, 크리스토프 브룅에게
감사를 전한다.

머리말

〈세상에 둘도 없는 가난뱅이도 건강을 돈과 바꾸지 않지만 세상에서 제일가는 부자는 건강을 되찾을 수만 있다면 천금을 내놓는다.〉 이런 영어 문장이 어느 날 우연히 내 눈에 띄었다. 나도 그렇게 생각한다. 건강은 값을 매길 수 없이 귀한 선물이고, 여기에 다른 설명은 필요 없다. 샤를 10세의 주치의였던 피에르 쇼보 드 보셴의 절묘한 한마디를 훔쳐 오자면, 건강은 〈가장 귀하고 가장 잃어버리기 쉬운 보물이자 아이러니하게도 가장 지키는 데 소홀한 것〉이다. 자신의 유전적 자산은 어쩔 수가 없다. 자기가 받은 교육도 어쩔 수가 없다. 그러나 우리는 우리가 결정한 부분, 즉 유전적 자산이나 교육을 어떻게 활용했느냐에 책임이 있다. 내가 영생을 약속한다면 말도 안 되는 짓거리지만 그래도 이건 약속할 수 있다. 아주 적은 노력으로도 여러분은 나쁜 습관들로 피폐해진 삶에서 좋은 습관들로 고양된 삶으로 넘어갈 수 있다.

몸은 습관을 좋아한다. 몸은 우리가 버릇을 들이면 들이는 대로 늘 만족한다. 그러니 좋은 버릇을 들이라. 그러면 몸이 알아서 그 버릇대로 움직일 것이다. 나쁜 버릇을 들여도 고분고분 그 버릇대로 움직일 것이다. 몸은 어린아이와 비슷하다. 잘 대한 몸은 백배 천배로 갚는다. 막 대한 몸은 무시무시한 청구서를 보낼 것이다.

건강에서나 삶 전반에서나 뿌린 대로 거두는 법이다. 내가 하는 말이 창피할 정도로 진부하다는 건 안다. 하지만 내가 히포크라테스의 선서를 한 지도 30년이 넘었고 그동안 대부분의 사람이 건강 지킴이로서 형편없다는 사실을 사무치게 보고 느꼈기 때문에 결코 창피하지 않다.

우리는 건강이 당연한 것, 일단 받으면 영원히 누리는 것인 양 생각하는 경향이 있다. 하지만 인생은 만화 영화가 아니다. 건강은 사실 잘 불려야 하는 종잣돈 비슷하다. 아니, 건강은 탕진하지 않도록 늘 아껴 써야 하는 재산에 더 가깝다. 어쨌든 너무 빨리 빈털터리가 되면 안 된다. 이 재산은 하루하루 눈에 띄지 않게 줄어드는 경향이 있다. 건강은 푸대접을 받으면 소리 없이 복수를 하고야 만다.

나도 여러분과 똑같다. 나도 소파에 세상 편한 자세로 드러누워 빈둥대는 걸 좋아한다. 오늘 해야 할 운동은 내일로 미뤄야 맛이다. 그렇다, 나도 하나도 다르지 않다. 단것을 마다하지 않고 마실 때는 화끈하게 마시고 싶다. 여러분이나 나는 누텔라를 듬뿍 발라 먹는 것보다 과일을 깨작거리는 게 몸에 좋은 줄은 안다.

하지만 내가 미식의 유혹에 넘어간 적 없노라 장담할 수

있을까? 당연히 아니다! 나나 여러분이나 땅콩을 한 줌 집어
먹는 것보다 생채소를 아삭아삭 씹어 먹는 게 나은 줄은 안다.
그렇지만 나도 식전주를 마시거나 술자리에 있을 때면 여러분과
똑같이 소시지나 피스타치오를 열심히 집어 먹는다. 흥겹고
신나는 분위기에서 이런 안주를 즐기는 습관이 이미 생겼고, 내
몸은 그 습관에 충실하기 때문이다.

    하루는 어떤 아이에게 이런 질문을 받았다.〈왜 맛있는 건
다 몸에 안 좋다고 해요?〉내가 얼빠진 표정을 짓는 바람에 그
애가 얼른 도망갔던 것 같다. 하지만 덕분에 이런저런 생각을
하면서 다른 질문들을 떠올렸다. 그럼 어떻게 해야 하나? 건강에
유의하면서 즐거움도 놓치지 않는 방법이 뭘까? 이제 얼빠진
표정은 집어치우고 제대로 답해 보련다. 이 책은 그러한 결심에서
나왔다. 여러분의 편집증을 자극하지 않고 몇 가지 이로운
원칙들을 일깨워 주려는 뜻에서 책을 쓰게 됐다. 이 책은 그리
길지 않은 글들을 네 개의 장으로 나누어 놓고 있다.

    제1장은 건강에 이롭지만 곧잘 간과되고 있는 식품들을
다룬다. 이 식품들을 추천하는 데서 그칠 수는 없다. 왜 그것들을
먹어야 하는지, 구체적으로 우리 몸에 어떤 효능이 있는지 설명할
것이다. 무조건 귤을 많이 먹으라는 게 아니라, 그래야 하는
이유를 밝히고 신체 건강이나 정신 건강에 어떻게 이로운지

자세히 말해 보겠다.

그래야 상품 진열대나 과일 바구니에서 귤을 볼 때 이 책에서 읽은 내용이 생각날 테고, 〈하나 먹어 볼까?〉라는 유혹에 기어이 넘어갈 것이다. 이럴 때에는 내가 나에게 좋은 일을 해준다는 의식이 있다. 나를 좋게 해주는 일은 늘 기분 좋고 가치도 있다. 채소 섭취도 마찬가지다. 내가 뽑은 리스트는 주관적일 뿐 결코 완전할 수 없다. 이 리스트는 나의 선호와 내가 생각하는 우선순위 그리고 나의 발견을 반영하지만 어쨌든 정말로 좋은 것만을 선별했다.

제2장은 우리의 건강에 해롭거나 이로운 사소한 습관들을 다룬다. 차이는 별것 아닌 데서 나온다. 술을 진탕 마시고 난 후에는 아무거나 먹으면 안 된다, 터무니없이 비싼 수분 크림 광고에 넘어가지 마라, 바른 자세로 앉는 법을 알아야 한다 등등. 앉는 법도 배워야 하다니, 바보 같다고? 하지만 앉는 자세가 글러 먹으면 본인이 앉아서 쉰다고 생각하는 동안에도 계속 힘을 쓰게 된다. 그 결과는 훗날 다 허리로 돌아온다. 아, 요통! 요통은 사람을 여러 가지로 힘들게 한다.

자세는 교통수단을 이용할 때도 중요하다. 두 사람이 승용차를 타고 500킬로미터를 주행했다고 치자. 한 사람은 바른 자세로 앉아 있었고 다른 사람은 잘못된 자세로 앉아 있었다. 사고가 나지 않는 한, 두 사람은 동일한 목적지에 동일한 시각에

도착할 것이다. 하지만 그들의 상태까지 동일하지는 않다. 잘못된 자세로 앉아서 500킬로미터를 간 사람은 그 후 며칠간 근육이 쑤시고 허리가 아플 것이다. 그러한 증상은 심할 수도 있고 가벼울 수도 있다. 증상이 가볍다면 별로 신경 쓰이지 않을 수도 있다. 그러면 계속 그렇게 사는 거다. 잘못된 자세로 500킬로미터를 쭉 가면서! 그리고 상태는 점점 악화된다. 바르지 않은 자세를 몇 시간쯤 방치하는 나쁜 습관 때문에.

그런데 바른 자세에는 돈이 들지 않는다. 자세를 바르게 하려는 의식과 약간의 수고만 있으면 된다. 운전할 때의 바른 자세는 내가 확실히 가르쳐 줄 수 있다! 의자에 바르게 앉는 자세? 척추가 눌리지 않게 똑바로 서는 자세? 날 믿어도 좋다. 그리고 그 밖의 조언들도……. 여러분은 곧잘 〈당연한 얘기를 자꾸 하시네요!〉라고 대꾸할 것이다. 그렇다면 나는 알람 역할을 한 것이다. 좋은 습관과 나쁜 습관을 조사하고 생각해 보는 것 자체가 이미 실천의 첫걸음이다.

제3장은 여러분 안에 잠들어 있는 운동선수를 깨울 것이다. 여러분이 좀 더 움직이게끔 자극하고 의욕을 불러일으키겠다는 얘기다. 이런저런 연구들에 따르면, 프랑스인과 운동의 관계는 대개 모순적이고 결코 안심해도 좋을 수준이 아니다. 하나만 예를 들어 보자면, 2014년도 유로바로메트르Eurobaromètre 조사는(뭘 해도 유럽 연합이 끼어드니 이 조사를 인용할 수밖에 없다)

적어도 주 1회 운동을 하는 사람이 두 명 중 한 명꼴도 안 된다고
밝혔다. 턱없이 부족한 운동량이다! 그렇지만 신체가 필요로
하는 최소한의 활동량을 채우기 위해 꼭 따로 운동을 해야 하는
건 아니다. 앞으로 보겠지만 별 의식 없이 신체 활동을 왕성히 할
수도 있다.

그리고 여러분이 지금까지 생각하지 못했지만 점점 각광받는
몇 가지 운동에 대해서도 말해 보련다. 이미 꾸준히 운동을 하고
있는 독자들에게도 유효한 조언을 풍성하게 풀어놓을 작정이다.
몇 가지 선입견은 밟아 주고(운동 전에 커피를 마시지 말라는
조언은 맞다. 하지만 운동화는 덥석 사면 안 된다) 여러분이 자주
묻는 사항들 혹은 결코 묻지 않지만 물어볼 걸 그랬다고 후회하는
항목(영양, 운동 강도, 운동 후의 기력 회복 등)에 대해서도
성심성의껏 답해 보겠다.

마지막 제4장에서는 건강을 지키는 데 도움이 되는 다양한
지침들을 모아 보았다. 〈별것 아닌데 길게 보면 훌륭한〉
팁들이다. 하루에 몇 분만 투자해도 되고, 다른 일을 하면서
병행할 수 있는 것도 더러 있다. 이 자잘한 것들이 쌓이고 쌓여
여러분의 몸 상태를 끌어올리고 삶을 사랑하며 살아가는 시간을
늘려 준다. 여러분은 기억력과 심장을 관리하는 법, 변비를
예방하는 법, 직장에서 쪽잠을 자면서도 효과적으로 피로를 푸는
법을 배울 것이다. 그리고 여러분이 흡연과 과음을 방치하면 그

유독한 성분이 어떻게 여러분의 뇌를 장악하게 되는지도 알게 되리라. 그 밖에도 아주 많은 것을 알게 되리라…….

우리의 건강은 지나치게 엄격한 식단, 구속적 태도, 끝없는 잔소리에 가까운 지침, 장사만 되면 오케이라는 식의 약장수에 휘둘리느라 정신이 없다. 하지만 건강 관리는 단지 약간의 상식만을 필요로 한다. 그래서 이 책은 오랜 세월의 결실이지만 비교적 짧은 글, 때로는 단 몇 줄로 정확하고 유용한 정보를 제공한다. 이 책은 후딱 다 읽을 수 있지만 즉각 실천할 수 있는 지침이 풍부하므로 두고두고 다시 들춰 보게 될 것이다. 나는 독자들이 이 책을 그렇게 편안하게 참조할 수 있기를 바랐고 그렇게 만들었다. 그게 내 스타일이고, 어깨에 힘주지 않는다고 해서 내용의 진지함이나 타당성이 떨어지지는 않기 때문이다.

나는 미소와 웃음은 행복과 기운을 북돋는 반면, 드라마틱한 과장은 비생산적이라고 생각한다. 그런 탓에 군데군데 익살을 섞지 않을 수 없었다. 미안하지만 난 그렇게 생겨 먹었고 앞으로도 변치 않을 것이다. 고맙게도 여러분은 이미 여러 차례 나의 유머를 호의적으로 받아 주었는데 내가 왜 변하겠는가! 여러분도 알다시피 나는 설교보다 설득을 좋아한다. 위협하기보다는 유혹하고 싶고, 겁주기보다는 잘 알려 주고 싶다. 나는 믿는다. 시작하기에 너무 늦은 나이는 없다고.

스스로 책임지고 나서기에 너무 늦은 나이는 없다. 자기 건강을 돌보기에 너무 늦은 나이는 없다. 당근은 절대로 다 익지 않았다!* 결심하기에 너무 늦은 때란 없다!

* 프랑스어에서 〈당근이 다 익었다〉는 표현은 어떤 일이 거의 틀어져 가망이 없을 때 쓴다.

제4장
건강 관리를 위한 조언 · 200

다섯 셀 동안 사기를 끌어올리는 법 · 신학기 피로를 물리쳐라 · 겨울에 우울해지는 사람들 · 이완 요법은 허리에도 좋고 매사에 좋다 · 근골격계 질환 예방 · 목뼈 통증 다스리기 · 다리 통증 다스리기 · 손목 터널 증후군 다스리기 · 눈의 피로 다스리기 · 두통 다스리기 · 회사에서 꿀잠 자기 · 스트레스에는 스트레칭을 · 단잠을 위한 풍수 · 수면 무호흡증에는 반드시 대책을 세워라! · 시차 극복 비법 · 탄탄한 배를 둘러싼 착각 · 파티를 즐긴 후에는 운동을 · 자전거는 (거의) 저절로 굴러간다 · 심장을 관리하라 · 불공평한 NEAT · 니코틴의 범행 수법 · 기업계의 천재들 · 끊기에 너무 늦은 때는 없다 · 전자 담배 · 흡연자일수록 운동을 해야 한다 · 변비는 치료가 아니라 예방을 · 소화? 웃음이 소화제다! · 글루텐 프리도 좋지만 · 자연 요법에 대하여 · 과감하게 찬물 샤워를! · 난 내가 좀 좋아, 아주 좋아, 전혀 좋지 않아! · 죄의식과 맞서 싸워라! · 공감이 중요하다 · 꽃가루 알레르기가 있는 분들께 · 노력 없이도 기억력을 유지하는 법 · 단기 기억과 장기 기억 · 일상생활에서의 기억력

제1장

건강한 식생활

〈잘 먹는다는 것〉의 원칙

나는 식습관이 건강해야 한다고 오랜 세월 마르고 닳도록 주장해
왔다. 그런데 건강한 식습관이라는 개념은 어떻게 이해해야 할까?
〈잘 먹기 위해서〉 반드시 지켜야 할 기본 원칙은 뭘까? 어떻게
먹어야 건강해질까? 여기 아주 간단한 다섯 가지 원칙을 소개한다.
이 원칙만 잘 지켜도 당장 몸의 느낌이 달라진다.

1. 균형 있게 먹자

탄수화물은 당연히 들어가야 한다. 탄수화물을 통곡물로
섭취하면 더 좋다. 단백질도 반드시 포함되어야 한다. 렌틸콩,
누에콩, 병아리콩도 좋고 생선과 육류도 좋다. 가급적 붉은
고기보다는 흰 고기(생선, 가금류)를 먹자. 지질은 신경 써서 골라
먹어야 한다. 견과류나 올리브 오일에 포함된 지질은 건강에 매우
이롭다. 대충 정리하자면 탄수화물은 당이고 지질은 지방이다.

2. 다양하게 먹자

곡물을 먹더라도 늘 똑같은 것만 먹지는 말자. 호밀 비스킷,
카무트 가루, 굵게 빻은 옥수수 가루, 퀴노아 시리얼 등등
세상에는 다양한 곡물 요리가 있다. 약간의 창의적 변화는 결코
나쁘지 않다.

3. 신선하고 질 좋은 것을 먹자

공장에서 나온 빵과 즉석 냉동식품은 분명히 편리하고 때로는 맛도 꽤 좋지만 여러분의 건강에까지 좋지는 않다. 아예 금할 필요는 없지만 조금만 먹도록 하자.

4. 합리적으로 먹자

우리는 이따금 이유 없이 배가 고프지도 않은데 과식을 하는 경향이 있다. 과체중 혹은 비만으로 가는 확실한 지름길인데도……. 그러니 양을 정해 두라. 심리적 이유로 뭔가 잔뜩 먹고 싶어질 때에도 머리를 쓰자. 접시에 칼로리가 높은 식품(밥, 파스타 등)은 적게, 칼로리가 낮은 식품(채소)은 많이 담아 보라. 내가 아는 몇몇 사람은 아예 작은 밥공기와 작은 접시만 사용하는 꾀를 부린다. 그릇이 작아도 음식이 그득하게 담겨 있으면 만족감이 들기 때문이다.

5. 맛을 생각하며 먹자

먹는 행위는 늘 즐거워야 한다. 어쩌나, 식품 산업의 제왕들은 그 점을 잘 알기 때문에 소금, 설탕, 지방이 농후한 음식으로 우리를 잡아챈다! 아니, 농후하다는 말로도 부족하다. 하지만 건강을 위협하지 않으면서도 맛있게 음식을 즐길 수 있다. 신선하고 좋은 재료를 고르고 향신료를 잘 쓰면 된다. 영양을 해치지 않으면서 음식의 맛을 끌어올리는 양념이나 향신료는 얼마든지 있다.

마늘은 슈퍼 푸드

아야! 마늘!* 혼동하지 말자. 〈아야〉는 아파서 튀어나오는
소리지만 〈마늘〉은 우리에게 이롭다. 학명이 〈알리움
사티붐Allium sativum〉인 마늘은 차게 먹든 따뜻하게 먹든,
생으로 먹든 구워서 먹든(생으로 먹을 때 효능이 더 우수하기는
하다), 고기, 샐러드, 수프, 파스타 등 어떤 음식과 곁들여도 우리
식탁에서 환영받을 만하다. 마늘은 위암과 대장암을 막아 주는
효능이 있다. 게다가 아직 확실한 연구 결과가 나오진 않았지만
후두에도 이로운 것으로 보인다. 또한 여성들은 유방을, 남성들은
전립선을 건강하게 지킬 수 있다(상하이 암 연구소에서 실시한
연구에 따르면 그렇다).

　따라서 마늘을 즐겨 먹을 이유는 충분하다. 마늘의 효능은
여기서 그치지 않는다. 심혈관 질환을 막아 주며 항산화 성분이
풍부해서 노화 방지에 좋고 온갖 종류의 감염도 예방해 주는
것으로 보인다. 물론 여러분도 읽거나 들은 얘기가 있을 것이다.
셰익스피어가 마늘은 고상한 먹거리가 아니라고 했다는 둥,

● 뭔가에 부딪히거나 찔렸을 때 내뱉는
　〈아야aïe〉와 〈마늘ail〉이라는 단어가
　프랑스어에서는 발음이 같기 때문에
　말장난을 한 것이다.

세르반테스가 마늘 냄새를 질색했다는 둥. 하지만 그들은 대문호였지 건강 전문가가 아니었다. 그들에게는 실례가 되겠지만 이 구근 식물을 규칙적으로 섭취하면 여러분의 건강에는 크게 도움이 될 것이다. 세르반테스를 불편하게 했던 악명 높은 냄새도 관리하기 나름이다. 많은 사람이 양치질을 하면 해결될 거라고 생각하는데 그보다는 파슬리, 박하잎, 커피콩 따위를 씹는 방법이 효과가 좋다. 더 효과 좋은 방법을 알려 줄까? 주위 사람들도 여러분과 함께 마늘을 먹게 하라!

항산화 성분은 프리 라디칼radicaux libres을 막아 주는 방패에 해당한다. 우리 몸에는 수십 억 개의 세포가 있고 그 세포 하나하나가 숨을 쉰다는 것을 알아 두자. 프리 라디칼은 바로 세포의 호흡에서 배출되는 산소 찌꺼기로 세포를 공격해서 〈산화하는〉 속성이 있다. 세포는 산화될수록 노화가 촉진되고, 결국 우리도 그만큼 더 빨리 늙는다. 따라서 우리 몸이 이러한 현상을 저지하려면 항산화제가 필요하다. 여러 가지 방법이 있지만 그중에서도 그러한 성분이 풍부한 과일과 채소를 매일매일 먹어 주는 것이 중요하다.

밀싹의 효능

비타민 E에 강력한 항산화 효과가 있다는 것을 알아 두자. 요컨대,
비타민 E는 세포의 노화를 막아 준다. 그렇지만 여러분은 비타민
E를 어디서 섭취해야 하는지 잘 모를 수도 있다. 답은 간단하다.
밀싹을 먹으면 된다. 물론 다른 식품에도 비타민 E는 있지만…….
밀싹을 두 스푼 먹으면 하루에 필요한 비타민 E의 3분의 1이
확보되니 얼마나 편리한가. 이 쉬운 걸 빼먹고 넘어가기는 아깝지
않은가? 밀싹의 효능은 노화 방지에 그치지 않는다. 하루에 밀싹
두 스푼으로 우리에게 필요한 아연의 3분의 1과 마그네슘의 4분의
1도 해결할 수 있다. 아연은 감염을 막아 주고 상처가 빨리 아물게
돕는다. 마그네슘은 스트레스와 피로를 덜어 주는 미네랄 성분의
하나다.

　잠깐만, 아직 끝나지 않았다. 밀싹은 콜레스테롤 수치를
떨어뜨리고 망막을 건강하게 지키는 데 도움을 준다. 자, 밀싹이
새롭게 보이지 않는가? 이제 이걸 어떻게 먹는지만 알면 된다.
절대적으로 명심할 한 가지, 밀싹은 익히면 안 된다. 밀싹에 함유된
풍부한 비타민과 필수 지방산은 열을 가하면 파괴되기 때문이다.
이 점만 지키면 나머지는 오케이. 샐러드나 수프 혹은 스튜나
요구르트에 뿌려 보라. 단맛이나 짠맛이 두드러지는 요리와 밀싹은
잘 어울린다. 밀싹 자체에 두드러지는 맛이 없기 때문이다.

맥주 효모로
건강과 아름다움을 한 번에

일시적인 피로? 자꾸 짜증이 난다고? 맥주 효모를 생각해 봤는지? 아니라고? 그럼 한번 먹어 보기를! 연질 캡슐이나 태블릿 혹은 정제나 분말로도 구입할 수 있는 맥주 효모는 제형에 상관없이 늘 우리 몸에 이로운 효과를 끼친다. 맥주 효모는 단백질, 무기질, 비타민(특히 비타민 B군과 D)을 공급해 주고 우리는 이런 성분들에 힘입어 디톡스 효과를 볼 수 있다. 맥주 효모의 이점으로는 소화 능력의 개선도 꼽아야 한다. 특히 입덧, 위통, 구토로 고생하는 임신부에게 도움이 된다.

또한 맥주 효모를 꾸준히 섭취하면 손톱이 튼튼해지고 모발과 피부에 윤기가 돈다는 것도 기억해 두자. 문제는 맥주 효모를 과용할 때 나타난다. 매사가 그렇지만 적정 수준이 중요하다. 하루에 세 티스푼 이상은 금물이고 상시 복용하는 것보다는 이따금 관리 차원에서 한 번씩 먹어 주는 것이 바람직하다. 과용하면 어떻게 되느냐고? 부메랑 효과가 나타난다. 장내 박테리아 불균형이 일어나 말짱 도루묵이 된다.

100퍼센트 곡물과
0퍼센트 글루텐의 포니오

늘 먹는 그렇고 그런 곡물이 지겨운가? 쌀이나 밀보다는 비용이 좀 더 들더라도 새롭고 몸에 좋은 곡물을 먹고 싶은가? 그럼 더 기다릴 것도 없다, 포니오를 먹어 보라! 포니오는 프랑스에는 거의 알려지지 않았지만 아프리카 대륙에서는 가장 오래된 곡물 중 하나로 꼽힌다. 맛에 대해서는 괜히 헛소리하지 않겠다. 솔직히 별맛은 없다. 하지만 그게 유일한 단점일 만큼 포니오는 장점으로 넘쳐 난다. 마그네슘, 아연, 칼슘, 망간 등 건강에 이롭다고 하는 미량 영양소가 풍부하다.

게다가 포니오는 조리하기 쉽고 유기농 곡물이며(그래서 시장이나 일반 슈퍼마켓에서는 구입하기 어렵다) 글루텐 프리 식품이기도 하다. 따라서 글루텐 알레르기가 있거나 식단에서 글루텐을 줄이기로 결심한 사람들에게는 요긴한 곡물이다(비록 개인적으로는 이놈의 〈글루텐 프리〉 유행이 좀 짜증나지만 말이다. 자세한 내용은 제4장의 「글루텐 프리도 좋지만」 꼭지를 참조하라). 마지막으로 하나만 더, 포니오는 영양이 풍부하면서도 과체중 인구에게 추천할 수 있는 곡물이다. 여러분이 여기에 해당한다면 포니오를 한번 먹어 보기 바란다.

아몬드를 챙겨 먹자

혹시 아는가? 아몬드amande를 챙겨 먹지 않으면 벌금amende을
내게 된다는 것을…….˙ 미안하다, 이 아재 개그를 써먹고 싶어
입이 근질근질했다. 진지한 얘기로 바로 넘어가려고 객쩍은
소리를 아예 처음부터 터뜨려 봤다. 아, 그렇다, 아몬드는
진지하게 생각해 줘야 한다! 아몬드는 영양가가 높은데 특히
칼슘, 단백질, 비타민 E가 풍부해서 항산화 효과가 이론의
여지없이 확실하다. 그리고 좋은 지방이 풍부하다. 오메가3
지방산이란 놈은 작지만 근육이 빵빵한 팔로 뭐든지 척척 해낸다.
콜레스테롤에 맞서고, 고혈압과 싸우고, 관절증도 막는다.
　　또한 우리의 면역 체계를 강화한다는 중요한 공로도 잊어선
안 되겠다. 아몬드를 식품계의 우등생 명단에 꼭 올려야 하는
이유는 또 있다. 바로 식이 섬유 때문이다. 아몬드에는 식이 섬유가
풍부하다. 으뜸가는 장점? 아몬드는 포만감을 준다. 그다음 장점?
소화가 원활하게 이루어지도록 돕는다. 〈마지막이지만 절대
빠지지 않는last but least〉 장점, 아몬드는 고명으로 안성맞춤이다.
거추장스럽지 않고 지저분하게 섞이지도 않으면서 과일 콩포트나
채소 요리에 아주 잘 어울린다.

● 프랑스어에서 이 두 단어는 발음이 같다.

인기를 더해 가는 루이보스

루이보스……. 이 차 이름을 발음하기가 어렵다면 그냥 〈붉은
차thé rouge〉라고 해도 좋다. 실제로 〈루이보스〉는 〈붉은
덤불〉이라는 뜻이다! 차로 마시면 이파리가 점점 붉은 빛을
띤다고 해서 이런 이름이 붙었다. 루이보스 차는 물에 우려서
따뜻하게 먹어도 좋고 차게 마셔도 좋다(얼려도 괜찮다). 맛?
과일 향과 훈연 향이 느껴진다. 하지만 루이보스는 단순한 차가
아니다. 이 차는 여러분의 수면 질을 개선하고 소화를 돕는다.
실제로 남아프리카 공화국에서는(이 나라가 루이보스의 원산지다.
정확하게는 케이프주에서 생산된다) 영아 산통에 이 차를
처방하는 의사들이 여럿 있을 정도다.

    하지만 루이보스 차의 매력은 이게 다가 아니다. 이 차에는
항산화 성분이 풍부하다. 거듭 말하지만 항산화 성분은 우리
몸의 강력한 우군으로 각종 암과 퇴행성 질환, 심혈관 질환,
광범위하게는 노화 전반을 늦추는 효과가 있다. 물론 〈신상〉이
으레 그렇듯 이 차도 유행에 편승한 감이 있다. 그건 거의 어쩔
수 없는 일이다. 그렇지만 루이보스 유행은 이 차가 카페인이나
테인*이 전혀 없기 때문으로 설명될 수 있다. 커피보다

* théine. 차에 함유된 카페인.

바람직하지 못한 효과가 적으니 마음 놓고 즐길 수 있는 것이다.
가령, 커피의 이뇨 효과 때문에 화장실을 자주 들락날락하는
사람들도 있을 터…….

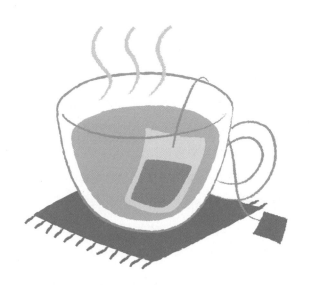

우유는 발효된 것이 더 좋다

인도에는 〈라씨〉가 있다. 마그레브에는 〈레벤〉이 있다.
캅카스에는 〈케피르〉가 있다. 이 이국적 명칭들이 가리키는
것은 결국 하나, 바로 발효유다. 우유는 발효되면 맛이
시큼해지고 질감이 몽글해진다. 우유에 종균을 첨가함으로써
기존의 영양가는 간직하면서 발효유만의 특수성도 갖게 된다.
실제로 발효유에는 우유에 상당하는 단백질, 탄수화물, 칼슘이
들어 있다. 발효유는 살아 있는 유산균이 풍부하다. 균? 그렇다,
유산균은 세균이다! 그래서 겁나는가? 우리는 이 〈좋은〉 균을
프로바이오틱스라고 부른다(이 용어는 1965년에 처음 나왔다.
잘난 척 써먹으려면 잘 외워 두자).

　　프로바이오틱스는 저항력과 활동성이 뛰어나다. 저항력이
뛰어나다는 것은 장내에서도 끈질기게 살아남을 수 있다는
뜻이다. 활동성은? 프로바이오틱스는 장내 세포에 달라붙어
증식하고 병을 일으키는 〈못된〉 균을 억제한다. 따라서
프로바이오틱스는 매일매일 여러분의 몸속에서 일어나는
〈세균전〉을 승리로 이끌기에 적합하다. 스트레스, 불규칙한 식사,
약물 복용 등으로 늘 균형이 깨지기 쉬운 장내 박테리아 환경을
개선해 주는 것이다.

　　어려울 것 하나 없다. 발효유는 그냥 마셔도 좋고 시럽이나

과일을 곁들여 먹어도 좋다. 그렇지만 빨리 마시는 게 중요하다. 이 유산균들은 착하지만 지독히도 참을성이 없다. 시간이 지날수록 유산균의 수는 급속도로 줄어든다. 그렇지만 식단에 구석구석 집어 넣는 방향으로 머리를 쓸 수 있겠다. 발효유는 소스나 수프에 들어가는 크림을 대체할 수 있다(단, 차게 먹는 경우에 한한다. 가열하면 균은 파괴된다).

우리는 보통 〈균〉이라는 말만 들어도 질색한다. 그런데 어떤 균은 우리의 좋은 〈친구〉, 나아가 〈절친〉이라 할 만하다. 〈프로바이오틱스〉가 바로 그런 균이다. 이 살아 있는 미생물은 유당(乳糖) 소화를 돕는다(누구나 유당을 원만히 소화할 수 있는 것은 아니다). 프로바이오틱스는 설사를 자주 하는 아이와 어른에게 도움이 된다(원래 항생제를 복용하면 설사를 하기 쉽다). 의료계에서는 그 외에도 여러 가지 장점들이 있을 것으로 내다보고 있다. 프로바이오틱스가 면역 체계를 강화함으로써 배에 가스가 차고 복통이 일어나는 증상을 예방할 수도 있다. 그렇지만 아직 과학적으로 입증되지 않은 가정임을 알아 두라. 한마디 조언을 하자면, 효능이 의심스럽다고 몸을 사릴 필요는 없다. 프로바이오틱스는 아무리 많이 먹어도 몸에 해롭지 않다.

잊혀 버린 감귤류, 베르가모트

베르가모트는 서양배 모양의 오렌지를 닮았다. 반들반들하고
두꺼운 껍질은 대개 노란색이고 그 속에 연두색이 감도는
과육이 숨어 있다. 크리스토퍼 콜럼버스가 카나리아 제도에서
들여왔거나 십자군 전쟁 때 유럽으로 들어왔을 것으로 추정된다.
베르가모트를 본 적 있는가? 당연히 있을 것이다. 물어보나 마나
한 질문이다. 그런데 왜 베르가모트를 들먹이느냐고? 일단, 임신
초기 3개월은 베르가모트를 먹어선 안 된다고 말해 두고 싶다.
만약 여러분이 임신부라면 이 꼭지는 넘어갔다가 나중에 다시
읽기 바란다. 베르가모트의 발견 혹은 재발견이 여러분에게
유익하기 때문에 하는 말이다. 이 과일은 대중적으로 인기가
없지만(고급 식료품점이나 친환경 매장 아니면 찾아보기 힘들
정도로) 다양한 장점들을 구비하고 있다.

베르가모트는 자연이 낳은 최고의 신경 안정제다. 실제로
이 감귤류는 낮(활동)과 밤(수면)의 리듬을 조절하는 호르몬인
멜라토닌의 분비를 촉진한다. 그래서 불면증이나 시차로 고생할
때 든든한 지원군이 되어 줄 수 있다. 게다가 베르가모트는
여러분의 위장에도 믿음직한 우군 노릇을 한다. 소화를 촉진하고
스트레스나 불안에서 기인한 위경련을 달래는 데 효과가
있다. 마지막으로, 베르가모트가 건선 치료에 사용된다는 것도

알아 두라. 건선은 크고 작은 홍반이 특징적으로 나타나는 피부병이다. 베르가모트는 과잉 행동 장애를 억제하는 효과도 있다. 이러한 이유들로 또한 아주 다양한 형태로 소비될 수 있다는 점에서, 베르가모트는 우리 생활 속에 한자리를 차지할 만하다. 베르가모트는 과일로 먹기도 하지만 차에 향을 더하는 원료로서 또한 에센셜 오일과 화장품의 원료로서 소비되고 있다.

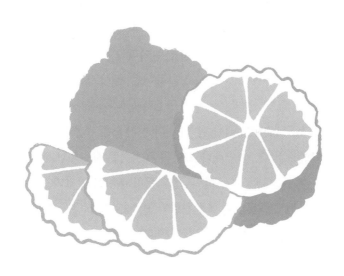

〈원숭이 빵〉, 바오바브 열매는 열매 중의 열매

 아직 〈원숭이 빵〉 얘기를 못 들어 봤다 해도 머지않아 듣게 될 것이다. 최근 들어 공식적으로 〈건강식품〉 타이틀을 달고 우리 식탁에 올라오는 〈신상〉 중 하나이기 때문이다. 이름만 들으면 새로 나온 빵인가 싶겠지만……. 사실은 열매다! 바오바브 나무 열매의 별칭이 〈원숭이 빵〉이다. 바오바브 열매는 주로 분말이나 에너지 음료 형태로 소비된다. 열매 자체를 구할 수 있다면 과육을 분리해서 음료, 소스, 유제품에 곁들여 먹는다.

 물론 이 열매가 아무리 최신 유행이라고 해도 〈나도 바오바브 열매 먹어 봤어!〉라고 자랑하는 게 목적은 아니다! 이 열매가 인기를 얻은 이유는 비타민 C가 상상 이상으로 풍부하기 때문이다. 오렌지의 6배나 된다! 게다가 칼슘은 우유의 2배이며 철분과 인도 많다. 자나 깨나 노화를 걱정하는 사람들에게 강력 추천할 수 있을 만큼 — 그렇다, 얼마든지 추천할 만하다 — 항산화 성분도 풍부하니 금상첨화다. 이 새로운 식품은 집중력을 높여 주고 운동 후 기력 회복을 돕는다.

디톡스에 효과 만점인 레몬

레몬은 특유의 신맛으로 미뢰(味蕾)를 자극하기 때문에 소화를 촉진한다. 감귤류 상당수가 그렇듯이 식도암, 위암, 대장암, 구강암, 전립선암 등을 예방하고 심혈관 질환 위험도를 낮춰 주며 항염 효과가 있다. 레몬은 100그램에 19칼로리 수준으로 디톡스 요법의 핵심이다. 아침에 일어나자마자 공복 상태로 레몬을 먹는다. 정통파는 이렇게 한다! 신 것을 죽어도 못 삼키겠고 위장에 구멍이 날 것 같은 기분이 든다면 얇게 썬 레몬을 물에 타서 먹어라. 선뜻 내키진 않겠지만 간의 담즙 분비를 촉진해서 하루 종일 소화를 원활히 하는 데 이보다 더 좋은 방법은 없다.

레몬은 비타민 C가 다량 함유되어 있으므로 레몬을 직접 짜서 만든 주스 한 잔은 여러분의 정신을 번쩍 들게 할 뿐 아니라 몸매 관리에도 도움이 된다. 레몬즙 몇 모금은 여러분의 신장 활동을 자극하고 소화 기관을 말끔히 청소해 준다. 또한 레몬의 이뇨 효과는 노폐물 제거를 촉진한다. 종종 존재감 없는 이 과일은 셀룰라이트 제거에 명백히 가장 효과가 좋은 팁 중 하나이다.

레몬으로 디톡스를 하고 난 후에는 선순환에 진입할 수 있다. 레몬은 실제로 혈당 균형을 잡아 주는 천연 식욕 감퇴제다. 레몬 섭취는 포만감을 유도하므로 식욕 조절에 용이하다. 나도 내 식욕이 두렵다 싶거든 식사 때마다 아무것도 첨가하지 않은 레몬즙을 곁들여 보라. 틀림없이 식욕이 가라앉을 테니…….
마지막으로 하나 더, 레몬은 규칙적으로 섭취하기가 어렵지
않은 식품이다. 즙을 짜서 그대로 마셔도 되지만 때로는 얇게
저며서 다른 음식과 함께 먹어도 좋고 몇 방울씩 다양한 요리에
뿌려 먹어도 좋다(특히 생선 요리에 잘 어울린다). 식품이 아니라
에센셜 오일 형태로 향을 즐길 수도 있다.

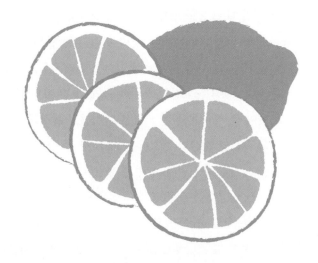

폭발적인 과일, 석류

석류는 꼭 폭탄처럼 생겼다! 게다가 이름부터도
그렇지 않은가⋯⋯.* 석류를 제대로 찬양하려면 먼저
〈안토시아닌〉이니 〈엘라그산〉이니 하는 전문 용어들을 좀
알아야 한다. 이것들은 모두 이 마법의 과일에 함유된 항산화
성분들이다. 그렇다, 마법의 과일이다. 영양을 공급할 뿐 아니라
치유력까지 있으니까. 석류는 세상에서 가장 맛있게 먹을 수 있는
약이다!

　석류는 여러분의 관상 동맥에서 모든 기름 찌꺼기를 청소해
준다. 아니, 〈모든〉까지는 아니다⋯⋯. 만약 그렇다면 심근
경색을 막는 최선의 치료가 될 터인데 그렇지는 않으니까!
어쨌든 석류가 여러분의 동맥을 청소해 주는 건 사실이다.
따라서 아테롬성 동맥 경화증을 막는 효과를 기대할 수가 있다.
동맥 경화증, 즉 혈관에 쌓이는 나쁜 콜레스테롤에 스트레스가
가세하면 고혈압이 온다. 간단히 말해, 석류는 혈관을 탄력 있게
가꿔 주고 심장 혈류를 개선한다. 결과적으로 심장 발작 위험도
가뿐하게 줄일 수 있다.

* 프랑스어에서 〈grenade〉는 〈석류〉와
　〈유탄(榴彈)〉이라는 두 가지 뜻이 있다.

하지만 석류의 장점을 이 정도에서 마무리하면 섭섭하다.
석류는 비타민(특히 C)이 풍부하고 백내장 진전을 늦추고, 뼈와
근육을 강화하고, 장내 기생충을 제거하며, 치석을 감소시키는
독특한 효능들을 자랑한다. 석류는 그 자체로 먹거나 즙으로
먹을 수 있는 〈승부용 과일〉이다. 내 말을 믿어도 좋다. 괜히
그럴싸하게 하는 말이 아니라 사실을 있는 그대로 말하는 거다.
석류는 운동선수의 기력 회복에 좋은 과일이다. 프리 라디컬과
격렬하게 몸을 쓸 때 생성되는 산성도acidité에 효과적으로
작용하기 때문이다.

일부러 석류를 챙겨 먹기는 귀찮고 시판 석류 시럽으로 때울
수 없을까 머리 굴리는 사람들에게는 당장 꿈 깨라고 말하겠다.
진짜 석류 과육으로 직접 시럽을 만드는 소규모 생산자들도
분명히 있지만 그들을 찾아내는 것도 여간 부지런하지 않으면
안 된다. 슈퍼마켓에서 파는 석류 시럽에는 다른 붉은색
과일(구스베리, 산딸기 등)도 들어가지만 인공 향료, 식용 색소,
구연산 따위가 너무 많이 들어간다. 그러니까 기억해 두라, 석류가
폭탄이라면 시판 석류 시럽은 물에 젖어 못 쓰게 된 폭죽에
불과하다는 것을.

귤 드세요!

이 과일의 최대 생산국은 중국이다, 프랑스산의 경우는 대부분
코르시카섬에서 수확한다, 프랑스에서 네 번째로 많이 먹는
과일이다, 겨울에 특히 많이 먹는다, 정답은 귤! 귤은 기분을
산뜻하게 해주고 피로 회복에 좋다. 귤을 먹어야 하는 첫 번째
이유는 비타민 C다. 귤 두 개만 까먹으면 비타민 C 40밀리그램, 즉
하루 섭취 권장량의 절반이 보충된다. 귤을 먹으며 활력이 돌고
피로나 그 외 유해한 외부 요인들을 이겨 내는 데 도움이 된다.

두 번째 이유는 칼로리다. 귤은 칼로리가 낮은 과일로
시원하고 달콤한 과즙이 담뿍 들었는데도 100그램당 50칼로리가
채 되지 않는다. 세 번째 이유, 귤은 무기염과 기타 무기질도
풍부하다. 칼슘이 풍부한 귤을 즐겨 먹으면 여러분의 뼈세포도
즐거워하리라. 풍부한 마그네슘과 철분도 근육계와 신경계의
저항력을 높이는 데 한몫을 한다. 네 번째 이유는 식이 섬유다.
귤의 섬유질은 아주 부드러우면서도 효과가 뛰어나다. 이
섬유질이 여러분의 소화 기관을 통과하면서 다시금 활력을
불어넣을 것이다.

그 밖에도 귤을 먹어 줘야 할 이유는 다양하다. 공간을
많이 차지하지 않으니 냉장고 야채 칸에 넣어 두고 먹으면
되고(그래야 귤이 마르지 않는다), 왁스 처리되지 않은 귤을

구입한다면 껍질까지 활용할 수 있다. 가령, 집에서 케이크를 구울 때 귤껍질을 갈아서 첨가해 주면 독특하고 새로운 풍미가 난다.

마지막으로, 귤은 여러분에게 허세 부릴 기회를 준다. 친구들 앞에서 귤을 까면서 알제리 오랑에서 클레망Clément이라는 수사가 귤나무를 처음 발견하고 재배했다고 아는 척해 보라. 프랑스어의 〈귤clémentine〉이라는 단어가 그의 이름에서 유래했다.

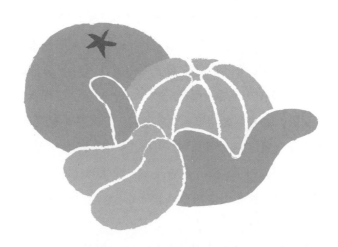

자두는 중요한 과일

자두는 검은색, 붉은색, 보라색, 노란색 가운데서 고르는 재미가
있다. 자두는 항산화 효능이 높다(따라서 혹시 있을지도 모르는
암세포와 싸울 수 있다). 그리고 우리 몸에 요긴한 비타민(A, K,
그리고 특히 C)이 다량 함유되어 있다. 비타민 A는 우리 눈(특히
야간 시력)에 중요한 역할을 하고 면역 체계를 조절함으로써
피부와 점막을 건강하게 지켜 준다. 자두를 먹으면 비타민 C도
잔뜩 섭취하게 되므로 면역 체계가 더욱더 활성화된다. 비타민
K는 골다공증을 예방하고 혈액 응고를 돕는다.

　신선한 자두를 맛있게 즐기려면 충분히 익은 것을 골라야
한다. 어떻게 고르느냐고? 간단하다. 과일이 끝부분까지
몰랑몰랑한지 확인해 보라. 아직 좀 단단한 감이 든다면 실온에
좀 더 방치해서 후숙시킨다. 이미 과육이 충분히 몰랑몰랑하다면?
그러면 바로 먹거나 냉장고에 보관한다. 냉장고에 넣으면 며칠
두고 먹어도 괜찮다. 자두를 먹기 몇 시간 전에 냉장고에서
꺼내 놓으면 더 좋다. 그래야 과일이 본연의 향을 되찾는다. 자,
마지막으로 자두에는 섬유질이 풍부해서 변을 잘 나오게 하는
효과가 있다. 의무상 그 점을 꼭 알려야 하지 싶다…….

자몽의 비밀

여러분은 이 말에 깜짝 놀랄 것이다. 자몽은 거짓말쟁이다! 그렇다, 프랑스어에서 〈자몽〉으로 통하는 〈팡플무스pamplemousse〉는 사실 프랑스에서 거의 볼 수 없고 동남아시아의 일부 열대 국가에서만 나는 만백유Citrus maxima에 해당한다. 프랑스에서 〈팡플무스〉라고 부르는 자몽은 사실 〈포멜로pomélo〉다. 자, 그러니까 자몽이 우리를 속였다는 것은 기정사실이다. 하지만 자몽을 외면할 이유는 없다. 만약 그런다면 여러분이 실수하는 거다.

자몽은 실온에 일주일, 밀폐 용기에 넣어서 냉장 보관하면 6주까지도 끄떡없는 실용적 과일이지만 그게 이유의 전부는 아니다. 첫째, 자몽은 서늘한 성질이 있어서 몸의 열을 식혀 준다. 뙤약볕이 내리쬐는 여름에 자몽을 먹어야 할 확실한 이유다. 둘째, 자몽에는 비타민 C가 풍부하다. 우리 몸에 비타민 C가 꼭 필요하다는 점을 새삼 말할 필요는 없으리라. 마지막으로, 모든 연구에서 건강에 이롭다고 검증한 항산화 성분이 자몽에는 풍부하게 들어 있다. 이 성분들은 특히 몇몇 종류의 암 예방에 효과가 있다고 한다. 그리고 과체중인 사람들에게는 자몽을 좀 더 강력하게 추천하고 싶다.

자몽은 대단히 추천할 만한 과일이지만 특정 약물과 함께
섭취하면 안 된다는 사실이 종종 간과되는 것 같다. 이 사실을
아예 모르고 있는 사람도 많다. 따라서 여러분이 치료를 받는
중이라면 담당 의사나 약사에게 한 번쯤 확인하고 넘어가라.
자몽은 모든 면에서 아주 훌륭한 과일이지만 이런 부분을 짚고
넘어가지 않으면 원치 않은 효과로 고생할 수도 있다.

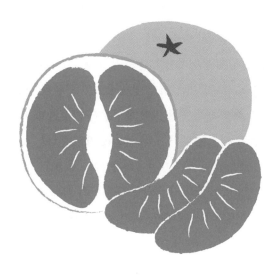

멜론은 배신하지 않는다

멜론 색깔은 오렌지색, 초록색, 노란색으로 다양하지만 어느
것이나 열을 식혀 주고 수분을 공급하는 효과가 탁월하다. 뼈와
심장, 신경, 근육 기능에 꼭 필요한 무기염도 많이 들어 있다.
100그램 남짓한 멜론 한 조각으로 비타민 C 하루 권장량의
10퍼센트를 확보할 수 있고 면역력 강화에도 도움이 된다(딱 한
조각만으로 참는 경우가 드물다만……). 멜론을 먹어야 할 이유는
얼마든지 댈 수 있다. 그중에서도 혈관 건강을 지키고 혈액 순환을
개선한다는 점을 으뜸으로 꼽아야 할 것이다. 멜론은 장 건강과
신장 기능에도 이롭다고 한다.
　　의학적으로 깊게 들어가는 부분은 생략해도 좋겠지만 멜론은
칼륨이 풍부하고 나트륨이 적어서 이뇨 효과가 있다는 정도는 알아
두자. 그만큼 노폐물 배출을 돕고 우리 몸속을 청결하게 지켜 준다.
잘 알려지지 않은 사실은 멜론이 눈 건강을 지켜 준다는 것이다.
베타카로틴이 풍부해서 관류 개선에 도움이 되고, 안구 건조를
예방하며, 야간 시력이 떨어지지 않도록 돕는다. 사실, 멜론의
유일한 문제는 어떻게 먹느냐다. 단독으로 먹으면 맛있다. 말린
생햄에 곁들여 먹어도(지방을 제거하고 먹으면 더 좋다) 꽤 괜찮다.
오이와 함께 갈아 주스로 마시면 신장에 아주 좋은 음식이 된다.

수박은 과식해도 괜찮아

수박을 먹다 보면 저절로 손을 씻게 된다는 짓궂은 우스갯소리가
있다. 농담을 제쳐 두고서라도 그 어떤 과일보다 수분이
많은 수박은 갈증 해소에 좋을 뿐 아니라 리코펜이라는
카로티노이드계 항산화 성분이 풍부하다(〈카로티노이드〉라는
단어는 당근 특유의 주황색 색소를 가리킨다). 그 때문에 수박은
미덕이 넘쳐 나는 과일이 되었다. 수박은 암 예방에 좋고,
콜레스테롤에 작용하며, 염증을 방지해 준다. 우리가 부지런히
뱉어 내는 작고 새까만 수박씨들조차 사실은 삼킬 만한 가치가
있다. 수박씨에는 비타민 C가 풍부하다.

　그런데 어쩌면 〈수박 윤리〉라고 부를 만한 것이 있다. 이
윤리는, 음, 뭐랄까, 타이밍 감각과 곁들임에 대한 자질을 필요로
한다! 첫째, 일단 수박에 칼을 꽂았다면 나흘 안에 다 먹어 치워야
한다. 나흘이 지나면 수박의 리코펜 함량이 떨어지기 때문이다.
둘째, 지금까지 설명한 수박의 좋은 성분들은 약간의 지질을
함께 섭취할 때 비로소 체내에 흡수된다는 사실이 입증되었다.
여러분이 수박을 먹을 때 치즈 한 조각이나 호두 몇 알을 곁들여야
이득을 볼 수 있다는 얘기다. 수박을 먹으면서 그러기가 쉽진
않겠지만 생물학적 면에서는 확실히 추천하는 방법이다.

주스는 과일이 아니다

과일을 먹을까? 과일 주스를 먹을까? 그게 그거겠지, 생각하는
사람들이 더러 있는 것 같은데 미안하지만 틀렸다. 우리 신체에
일으키는 대사 작용 자체가 다르다는, 간단하고도 타당한 이유
때문이다. 주스에는 무엇이 들었는가? 당, 수분, 비타민 등이
들어 있다. 음료로 마시면 식이 섬유는 대부분 잃게 되지만
과일을 아삭아삭 씹어 먹을 때는 식이 섬유가 고스란히 우리
체내로 들어간다. 사과를 예로 들어 볼까? 사과를 껍질째 베어
물면(물론 깨끗하게 세척된 사과라야 한다)〈항산화 성분〉을
잔뜩 섭취한다. 그러한 성분이 과육보다 껍질에 더 많다. 노화
방지에 도움을 주고 우리의 심장을 보호해 주는 바로 그 성분이.
부차적으로는 암을 예방하는 효과도 기대할 수 있다.

소화를 돕고 혈관을 관리해 주는 식이 섬유도 마찬가지로
과일 껍질에 더 많이 있다. 식이 섬유의 특성? 과일에 넘쳐 나는
당(과당)이 혈액으로 들어오는 속도를 늦춰 준다는 것이다.
그렇기 때문에 과일 주스를 마시면 혈당이 급격히 올라가는
것이다. 명실상부한 학술지『브리티시 메디컬 저널』은 과일을
껍질까지 다 먹으면 오히려 당뇨 예방이 되지만 과일 주스를 마실
때는 전혀 그렇지 않을 것이라는 연구를 게재했다.

건포도는 못생겼지만 훌륭해

볼품없이 쪼글쪼글, 시들시들, 들쭉날쭉……. 흰 것이든
거무스름한 것이든 건포도는 객관적으로 참 못생겼다. 그리다
망친 미인점 같다고나 할까……. 그렇지만 건포도는 참 훌륭하다!
그렇다, 여러분의 건강에는 제 몫을 톡톡히 해낸다! 여러분은
건포도에 얼마나 훌륭한 점들이 쌓여 있는지 상상도 못할 것이다.

첫째, 건포도는 항산화 효능이 탁월하다. 건포도 섭취로 세포
노화를 늦출 수 있다. 건포도에 포함된 페놀의 종류를 여기서
일일이 열거하진 않겠다. 다만 레스베라트롤이 풍부하다는 것
정도는 알아 두자. 이 성분은 ─ 물론 건강한 생활을 영위한다는
조건에서지만 ─ 여러분의 심장을 튼튼하게 보호해 준다.

둘째, 그냥 포도를 먹을 때보다 건포도를 먹을 때 무기질을 네
배나 더 섭취할 수 있다. 칼슘, 철, 마그네슘, 칼륨뿐만 아니라 몇
가지 무기염, 탄수화물(여기에 대해서는 나중에 다시 설명하겠다),
그리고 상당량의 비타민 B도 들어 있다. 이러한 성분들은 모두
여러분의 신체를 강화한다.

셋째, 건포도는 각별히 실용적이다. 일 년 내내 먹을 수 있고,
보관하기 쉬우며, 휴대하고 다니면서 한 알씩 집어 먹기도 좋다.
요리에 곁들이는 방법도 다양하다. 전채에 해당하는 샐러드에
뿌려도 되고, 생선, 육류, 가금류 주요리에 곁들일 수도 있으며

후식인 쿠키나 케이크와도 잘 어울린다. 요놈은 식전주에서부터 빵까지 요기조기 콕콕 끼어드는 재주가 있다! 요컨대, 지금까지 건포도에 관심이 없었다면 이제 관심을 좀 가져 보라. 물론 건포도는 너무 달다고 손사래를 치는 사람들이 있으리라. 너무 달다고? 하지만 과당은 많이 섭취해도 살이 잘 찌지 않는 것으로 유명하다. 건포도의 당은 두뇌 활동과 신체 활동에 요긴한 에너지를 공급해 준다.

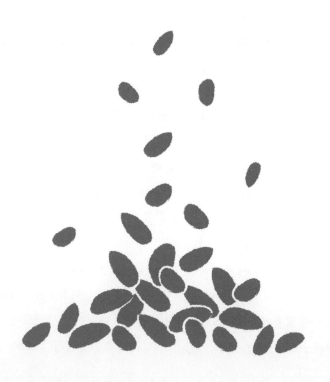

많이 먹을수록 좋은 케일

케일은 유행 식품이다. 미국인들은 케일이라면 환장을 하는데, 다들 알다시피 미국인들에게 유행했다고 하면 결국 어김없이 유럽에서도 인기를 얻는다. 미국인 스타 몇 명이 케일이 참 좋더라고 슬슬 띄워 주자 유행은 돌아왔다. 그렇다, 〈돌아온〉 것으로 봐야 한다. 그 이유는 유럽 일부 국가들에서 케일은 이미 중세부터 먹었던 채소이기 때문이다. 제2차 세계 대전 이후로 거의 먹지 않게 된 이 채소는 브로콜리의 사촌 격으로 다양한 장점을 야무지게 구비하고 있다. 영양으로 만점, 몸매에 만점, 건강에도 만점인 채소다.

케일 100그램당 비타민 C는 120밀리그램에 육박한다 (오렌지의 3배 수준). 괜한 숫자 나열로 여러분을 골치 아프게 하긴 싫다. 그냥 케일에는 몸에 좋은 것들이 알차게 집약되어 있다고 알아 두라. 비타민 A와 B6, 칼륨, 칼슘(유제품이 몸에 잘 받지 않는 아이들에게 특히 좋다). 케일은 칼로리는 기가 막힐 정도로 낮은데 식이 섬유는 풍부하다. 아니, 풍부하다는 말로도 부족하다. 냉장고를 멀리하게 할 만큼 식욕을 억제하는 효과도 뛰어나다. 마지막으로, 케일은 전립선암, 방광암, 대장암 예방에 특히 좋다. 케일은 강력한 항산화제로서 콜레스테롤을 억제하고 심혈관 질환을 치료하는 데에도 한몫을 톡톡히 한다.

단순해서 좋은 무

심혈관 질환에 신경을 쓰는 편인가? 나도 그렇다. 암을 예방하고 싶은가? 나 또한 마찬가지다. 십자화과Cruciferae 채소를 규칙적으로 섭취할수록 여러분이 바라는 대로 될 확률은 높아진다. 십자화과 채소란 어떤 것들이냐고? 순무, 콜라비, 양배추, 브로콜리, 무가 여기에 해당한다. 여기서는 무를 주로 살펴보자. 무는 붉은색 아니면 흰색을 띠고 식감이 아삭하며 살짝 매운 맛이 있어서 기분 전환에 좋다. 무의 항산화 효능은 결코 간과할 수 없다.

게다가 무는 버릴 게 없다. 무청도 먹을 수 있으니까! 무는 익혀 먹든 생으로 먹든 상관없다. 생으로 먹는 무는 식전주에 곁들이거나 샐러드로 먹을 수 있다. 참치, 아보카도, 토마토, 삶은 달걀, 스위트콘과 대단히 잘 어울린다. 따라서 곁들여 먹기가 마땅찮아 못 먹는다는 말은 할 수 없다. 무를 잘게 다져 무염 버터와 섞어 오픈 샌드위치처럼 빵에 얹어 먹어도 맛있다. 붉은 무는 익혀 먹으면 아주 부드러워 나이프를 쓸 필요도 없다. 15분만 쪄서 차게 식힌 후 버터와 오렌지즙으로 만든 소스에 담근다. 만들기 쉬운데 맛도 좋다. 이 조리법은 제안 가능한 다양한 무 요리 중 하나일 뿐이다. 무청은 시금치처럼 데쳐 먹거나 그냥 잘게 다져서 수프나 오믈렛에 뿌려 먹어도 좋다.

회향은 눈 감고 먹어 보라

회향은 참 좋은 식품이다! 그렇다, 일단 뼈 건강에 좋고 고혈압을 다스리기에도 좋고 몇 가지 암을 예방하는 효과가 있는데 특히 대장암 예방에 좋다. 솔직히 밝히자면 그러한 결과는 동물 실험으로 입증되었다(동물들이 그런 실험에 동의했는지는 모르겠다만). 동물들에게 그러한 효과가 있었다면 우리 딱한 인간들도 일단은 포유류니까 회향을 먹어 둬서 나쁠 일은 없겠다. 그러니 필요하다면 섭취해 보라.

　회향의 아니스와 비슷한 맛은 생선이나 해산물의 맛을 한층 끌어올려 준다. 회향을 샐러드로 먹지 말라는 법도 없다. 삶은 고구마, 빨간색 파프리카, 매운 맛을 뺀 양파와 한데 섞고 레몬 제스트를 뿌려서 먹는다. 여기에 프로시우토도 더하고 싶은가? 물론 상관없다. 그래도 프로시우토의 양이 지나치게 많아지지 않도록 하라. 그리고 회향을 먹으면서 아는 체할 기회를 놓치지 말라. 프랑스어에 〈회향fenouil〉이라는 단어가 처음 등장한 때는 13세기였고 그 어원은 라틴어로 건초를 뜻하는 〈페니쿨룸Foeniculum〉이다. 당시에는 회향을 주로 벌레를 쫓는 목적으로 사용했다고 한다.

채소를 생으로 먹을까, 익혀 먹을까

〈당근이 다 익었다Les carottes sont cuites〉라는 표현은 모두들
알고 있을 것이다. 이 표현은 어떤 일이 글러 먹게 됐다는
뜻으로 쓰인다. 그래서 나는 앞에서 이 표현을 살짝 비틀어 썼다.
〈당근은 아직 절대로 다 익지 않았다〉라고! 무슨 일에서든
절망하면 안 된다. 모든 것은 맥락을 어떻게 보느냐에 달렸다.
당근이 잘 익었다는 건 먹는 사람 입장에서는 오히려 좋은
소식이다. 당근을 익히면 단단했던 세포벽이 무너지면서 항산화
효능이 뛰어난 카로티노이드가 체내에 흡수된다.
　　토마토도 마찬가지다. 토마토도 가열하면 영양학적으로
더 좋아진다고 생각하면 된다. 토마토를 익히면 리코펜 함량이
늘어난다. 리코펜은 암 발병 위험과 관상 동맥 질환들을 낮추는
데 용이한 항산화제다. 당근과 토마토뿐만 아니라 브로콜리, 배추,
순무, 무, 그리고 잎채소 전반이 다 그렇다. 익혀서 먹을 때 건강에
더 좋은 채소들의 예는 얼마든지 들 수 있다. 그렇지만 채소는
무조건 익혀 먹어야 한다고 맹신해서도 안 된다. 일이 그렇게
간단하지가 않다. 채소를 생으로 먹으면 열에 파괴되기 쉬운
비타민 대부분과 일부 효소를 보존할 수가 있기 때문이다.
　　게다가 생채소는 잘 씹지 않으면 안 된다. 대개, 익힌 채소보다
훨씬 오래 씹어야만 목으로 넘길 수 있다. 그런데 씹기는 건강에

이롭다! 일단 잘 씹어서 잘게 다진 음식물은 위장의 수고를 덜어 준다. 여러분이 곧잘 식후에 갑작스러운 피로를 느끼는 이유는 바로 여러분의 위장이 낑낑대며 과로를 하기 때문이다. 더욱이 음식을 꼭꼭 씹을수록 우리 몸에서 히스타민을 많이 분비한다는 점도 알아 두자. 히스타민은 포만감을 불러일으켜 필요 이상으로 음식을 섭취하지 않게 막아 주는 호르몬이다. 요약하자면, 채소는 무조건 익혀 먹어야 되는 것도 아니고 반대로 무조건 생으로 먹어야 되는 것도 아니다. 채소에 따라 먹는 방법을 달리 하되, 규칙적으로 먹는 것이 여러분이 꼭 기억해야 할 핵심이다.

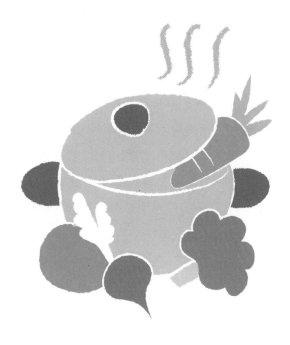

아이가 채소와 과일을 잘 먹게 하려면

아, 아이들의 입맛이란! 아이들이 채소와 과일을 잘 먹게 하려면
어떻게 해야 할까? 채소와 과일이 건강에 좋다, 이걸 먹어야
네가 무럭무럭 자란다, 튼튼해진다, 여기에 비타민이 얼마나
많이 들었는지 아느냐 등등. 그래 봤자 아이들은 〈그러거나
말거나〉라는 표정으로 여러분을 쳐다볼 것이다. 의지가 없는
상대를 움직이게 하려면 술수를 써야 하는 법이다.

첫 번째 술수, 아이들에게 자기가 선택할 수 있다는
환상을 심어 준다. 토마토 먹을래, 오이 먹을래? 완두콩이 좋아,
강낭콩이 좋아? 양배추를 넣을까, 아티초크를 넣을까? 살구 할래,
멜론 할래? 이런 식으로 나가는 거다. 그러면 아이가 인상을
찡그리면서도 순순히 둘 중 그나마 낫다고 생각하는 것을 고르는
경우가 많다. 아이가 선택했다는 과정이 확인 가능하기 때문에
여러분은 활짝 웃으면서 〈아이가 선택한 대로〉 해줄 수 있다.

두 번째 술수, 씹어서 넘기는 걸 힘들어 하거든 마시게 하라.
과일과 채소를 주스, 스무디, 차게 먹는 수프 형태로 만들어 주자.
예쁜 컵에 빨대까지 꽂아서 그럴싸한 모양새로 내놓으면 이
방법이 더 잘 먹힌다.

세 번째 술수, 거울 효과를 이용하라. 아이는 체구가 작다.
그러니까 과일과 채소도 미니어처 형태로 제공해 보라. 어떻게

하라는 건지 눈치챘는가? 나도 이유는 모르겠지만, 오이나 당근을
둥글게 썰어 새콤한 드레싱과 함께 샐러드로 내놓으면 손도 대지
않던 아이들이, 같은 채소를 작고 가는 막대로 썰어 치즈 딥에
찍어 먹게 하면 곧잘 먹는다.

네 번째 술수, 아이들에게 요리사 모자를 씌워 준다.
아이들에게 함께 요리를 하자고 제안해 보라. 이 접근이 꼭 먹히란
법은 없지만 이런 활동을 좋아하는 아이들도 있다. 아이들도
자기가 만든 음식으로 먹어야겠다는 생각을 한다. 그렇지 않으면
쓸데없이 열심히 음식을 만든 셈이 되니까.

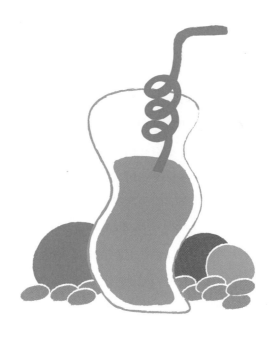

사프란의 금빛 기운

좋았던 시절은 다 간 것 같고 왠지 기분이 축 가라앉는다고?
여기서 단 몇 줄로 문제를 해결할 수 있다고 말하지는 않겠다.
하지만 우울감을 해소하는 데 장기적으로 도움이 될 수 있는 몇
가지 팁은 전수할 수 있다. 그중 하나는 바로 음식, 특히 향신료의
사용이다. 음식을 맛깔나게 할 뿐만 아니라 사기를 북돋아 주는
효과로 잘 알려져 있는 향신료가 바로 사프란이다. 사프란은
무려 5,000년 전부터 여러 문명과 문화권에서 먹었다. 게다가
약용으로도 쓰이던 향신료다. 사프란의 명성은 여기서 그치지
않는다. 그렇다, 사프란은 강장 작용을 하기 때문에 기분을
끌어올려 준다.

　단지 기분뿐이랴. 소량의 사프란을 규칙적으로 섭취하면
성욕 감퇴로 고민할 일은 없을 것이다. 내가 조언하자면 사프란은
분말보다 꽃술 형태 그대로 말린 것이 좋다. 사프란은 파에야와
스튜, 리소토나 부야베스에 풍미를 더해 준다. 이제 사프란의
효능은 다 이해할 터이니 우리에게 걸리는 문제로 넘어가자. 바로
가격 문제다. 사프란의 또 다른 이름이 〈붉은 금〉이라는 것을
아는가? 그만큼 비싸다. 100그램당 3,000유로에 육박하니 비싸도
너무 비싸다. 여러분이 놀라서 기침하는 소리가 들리는 것 같다.
하지만 괜찮다. 요리에 쓰이는 사프란은 아주 소량만 쓰인다.

사프란 1그램으로 수십 가지 요리를 할 수 있을 정도다.

사프란이 이렇게 비싼 이유는 채취가 힘들기 때문이다. 꽃에서 빨간 암술 하나만 뽑아서 모으는 과정은 사람이 일일이 섬세하고 꼼꼼하게 손으로 작업해야 하고 시간도 많이 걸린다. 하지만 단지 그 이유만으로 사프란 재배에 도전하는 사람들이 좌절하지는 않았다. 사프란 재배업자는 점점 늘고 있는데 이건 그만큼 수요도 늘어났다는 뜻이다. 30여 년 전만 해도 프랑스에 사프란 재배지는 몇 군데에 불과했다. 지금은 프로방스알프코트다쥐르를 중심으로 약 100여 개의 사프란 재배지가 자리 잡았다.

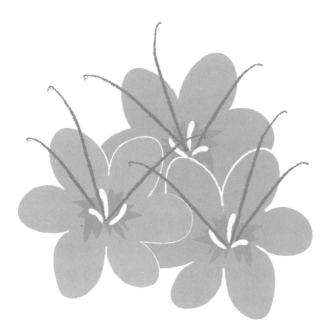

계피의 효능을 기억하라

여러분은 세균을 아주 질색할 것이다. 그렇다면 일상 속에서 세균과 싸우면서 기분도 끌어올리는 팁을 하나 제공하겠다. 계피는 우리의 우군이다. 이미 고대 이집트에서부터 계피는 시체를 염하는 재료 중 하나로 쓰였다. 그 후에도 구대륙 귀족들은 일부 음식물의 역한 맛을 감추는 향신료로 계피를 애용해 왔다. 요즘은 주로 차로 음용되는 계피는 여전히 기적을 일으키는 데 일조한다. 그만큼 계피의 항균 작용은 놀랍다. 하지만 먼저 알아 두어야 할 것이 있다. 계피는 임신부, 부정맥이 있는 사람, 위염을 앓는 사람은 복용을 삼가야 한다. 그 나머지 사람들에게는 좋은 점만 모아 놓은 향신료다.

계피는 소화계를 보호해 준다. 계피를 섭취하면 〈속이 더부룩한 느낌〉이나 설사가 줄어든다. 차로 우려 마시거나 요리에 첨가하면 혈당을 조절할 때 괜찮고 항산화 성분 함량이 높아서 심혈관 질환 예방에도 도움이 된다. 흔히 여성보다 남성이 심혈관 질환을 앓을 위험이 더 높은 것처럼 생각하는데 실상은 그렇지 않다. 마지막으로, 계피의 일석이조 효과를 하나 더 기억해 두라. 계피는 생식기나 나쁜 균에 감염되지 않도록 막아 줄 뿐 아니라 예로부터 최음 작용 운운했을 만큼 성욕 감퇴 방지에도 효과적이다.

접시에 마음을 담아라

심장을 잘 관리하라. 그러면 분명히 건강에 이로운 반응들이
폭포처럼 일어난다. 튼튼한 심장은 건강한 두뇌, 건강한 신장,
튼튼한 근육, 우리 몸 전체의 건강과 직결되기 때문이다! 실제로
모든 신체 기관은 심장이 튼튼해야 산소와 영양을 원활하게
공급받을 수 있다. 튼튼한 심장이란, 신체적으로 나이에 비해 젊고
활기찬 기분을 느끼게 한다, 조금만 힘을 써도 헉헉대는 일이
없다, 건강하게 오래 살기 위한 자산이다.

　　그렇다면 심장에는 무엇이 필요한가? 물론 사랑이 필요하다.
하지만 사랑만으론 못 산다. 우리 몸에서 가장 귀한 이 기관이
리듬을 잘 유지하기 위해서는 건강한 식생활이 필요하다. 그리고
요리에 신경을 써야 한다. 심장은 〈우군〉 식품과 〈적군〉
식품을 구별한다. 생선은 심장의 편을 드는 식품으로서 아무리
추천해도 지나치지 않는다. 생선은 맛있다. 생선poisson은 〈S〉
하나만 모자라도 독poison이 된다. 아, 이 개그에 웃어 줘서
고맙다……. 우리 몸에 좋은 지방이 풍부한 생선은 연어, 청어,
고등어, 정어리, 광어 등등 종류도 다양하니 골라 먹는 재미가
있다. 물론 튀김보다는 생선 수프나 파피요트*로 해먹는 편이

* 종이 호일로 잘 싸서 식재료 자체의
　수분으로 익을 때까지 구워 주는 요리법.

건강에 더 좋다.

육류 중에도 심장의 우군들이 있다. 닭고기와 오리 고기는
불포화 지방산이 풍부해서 나쁜 콜레스테롤 수치를 낮춰 준다.
물론 채소와 과일은 여러분에게 좋다는 말을 또 할 필요는 없겠다.
요리에 쓰는 기름은 식물성으로 택하기 바란다. 콩기름, 올리브
오일, 종유(유채 기름), 호두 기름, 해바라기씨 기름은 여러분의
동맥 건강에 이롭다.

〈우군〉을 살펴봤으니 〈적군〉 진영으로 넘어가 볼까.
적군을 일일이 꼽으려면 몇 시간으로도 부족하니 주적들만
살펴보자. 돼지고기 가공식품, 페이스트리류, 버터, 생크림,
치즈(특히 경질 치즈)는 여러분 심장에 좋은 일을 해주고 싶어
하지 않는다. 육류 쪽에서는 심장이 피해야 할 포화 지방이
양고기에 특히 많으니 조심하기 바란다. 베이컨이나 소시지 같은
가공육의 위험은 내가 굳이 강조할 필요도 없다.

〈금지를 금지하라〉는 슬로건도 있듯이, 뭔가를 아예 먹지
말라는 얘기가 아니다. 아무것도 금지하지 말되 지나치다 싶으면
줄여야 한다. 꼭 음식만의 문제가 아니다. 오래 앉아 있기만 했다
싶으면 일어나 움직여야 한다. 가뿐하게 잘 먹으면 컨디션이
좋아지고 몸을 쓰고 싶은 의욕이 생긴다. 반대로 심장에 안 좋은
기름진 음식을 배불리 먹으면 생각 이상으로 소파에서 하염없이
널브러지게 된다.

생선과 해산물이 몸에 좋은 줄 알면서도 곧잘 우려하는 이유는
〈중금속〉때문이다. 중금속 문제가 그렇게 심각한가? 그렇다,
생선과 해산물에는 중금속이 있다. 그렇지만 너무 겁먹지 말라.
인류는 산업화 시대에 접어든 이후로 수은을 배출해 왔다.
그런데 수은이 흘러들어 간 바다에 뭐가 사는가? 물고기가
산다. 누가 바닷물을 마시는가? 물고기다. 그럼 수은이 누구
몸으로 들어가겠는가? 물고기다. 그런데 그 물고기를 누가
먹는가? 여러분, 나, 우리 모두다. 그래도 생선 섭취는 강력
추천할 만하다. 수은이 뇌에 안 좋다는 것은 안다. 그렇기 때문에
생선을 일주일에 두 번 먹으라고 추천하는 선에서 그치는
것이다. 그리고 생선은 선택의 폭이 넓다. 아귀, 농어, 대구, 참치,
광어…… . 연어는 수은만 문제가 되는 게 아니라 민물 생선에
특히 많은 다이옥신도 들어 있다. 하지만 그 수치는 염려하지
않아도 될 수준이다. 중금속 강박 없이 생선을 자주 먹으면
오메가3와 비타민을 많이 섭취하게 된다는 장점이 더 크다.

오메가 3? 물론 좋지만

몇 년 전에 잡지들이 다 짜고 판을 벌였는지 아니면 시대 정서였는지, 오메가 3가 몸에 좋다고 다들 난리도 아니었다. 그런데 오메가 3가 몸에 좋기는 하다. 항염 효과에 혈류를 개선해 주는 오메가 3는 세포 성장도 조절한다. 여기서 확실히 말하는데 오메가 3가 풍부한 식품은 높게 쳐줘야 한다. 등 푸른 생선, 종유나 호두 기름, 육류, 우유와 달걀, 이런 식품들이 〈친환경〉이라면 금상첨화다. 그렇지만 식단의 다른 측면을 고려치 않고 오메가 3만 무분별하게 섭취하면서 건강을 챙긴다고 착각해선 안 된다.

오메가 3에게는 사실 〈원수 같은 형제〉 오메가 6가 있다. 애들은 〈다가 불포화 지방산〉이라는 한 가족이다. 그리고 둘 다 우리 몸에 꼭 필요하다. 하지만 오메가 6는 염증과 혈액 응고를 되레 촉진한다. 여기서 문제가 복잡해진다. 오메가 3와 오메가 6는 우리 몸에서 분해되고 흡수될 때 동일한 효소를 필요로 하기 때문이다. 오메가 6를 너무 많이 먹으면 요놈이 그 효소를 독차지할 것이다. 그러면 오메가 3는 우리 몸에 제대로 활용되지 못한다. 요컨대, 오메가 3를 먹으면 건강에 도움이 되지만 그와 동시에 오메가 6 섭취를 줄일 생각도 해야 한다. 따라서 서구식 식단에 아주 많이 쓰이는 옥수수기름이나 해바라기씨 기름 사용에 제한을 두어야 한다.

〈양식〉 생선 아니면 〈자연산〉 생선? 가리지 않고 둘 다 먹는 게 이상적이다. 하지만 두 생선에 영양학적으로 아무 차이가 없다는 뜻은 아니다. 양식 생선은 아무래도 잘 먹고 자란 탓에 지방이 풍부하다. 좋은 지방(오메가 3)과 조금 덜 좋은 지방(오메가 6) 함량이 중요하다면 양식 생선을 선택하는 편이 낫다. 양식 생선에는 비타민도 많다. 반면에, 자연산 생선은 그날 자기가 잡힐 줄도 몰랐을 것이다. 그놈이 뭘 먹고 자랐는지 모르니 오메가 3가 풍부하리라는 보장도 없다. 그렇지만 자연산은 육질이 더 탱탱하고 맛이 좋다. 자, 둘 중 하나를 선택해야만 할까? 이것도 먹어 보고 저것도 먹어 보라.

땅콩버터는 좋은 대체재

땅콩버터는 참 맛있다고? 당연하다. 하지만 땅콩버터를 먹기가
겁난다고? 아, 원래 그렇다, 당연한 거다. 다들 이렇게 생각한다.
버터는 악마, 땅콩은 마귀, 그러니까 땅콩버터는 100배 더 강력한
악의 화신, 저주의 극치, 천벌 받을 죄를 곱절로 짓는 격인가!
하지만 여러분의 장바구니에서 땅콩버터를 영구 추방한다면
단단히 실수하는 거다. 똑똑히 알아 두라, 땅콩버터를 숟가락으로
막 퍼먹어도 좋다는 얘기가 아니다.

　　하지만 여러분은 요리를 할 때 다른 기름 대신 땅콩버터를
쓸 수 있다. 소스를 만들거나 케이크를 구울 때 버터 대신 쓰거나
드레싱을 만들 때 기름 대신 써보라. 수치가 다 말해 준다. 진짜
버터 100그램은 730칼로리, 기름은 900칼로리에 달하지만
땅콩버터는 640칼로리밖에 되지 않는다. 이 얘기가 솔깃하다면
땅콩버터는 유기농 제품으로 고르기 바란다. 시판 땅콩버터는
너무 달고, 너무 짜고, 팜유가 많이 섞여 있다. 그리고 다시 한번
말하지만 기존에 먹던 것을 다 먹으면서 땅콩버터도 먹을 게
아니라 더 기름진 것의 대체재로 써야 한다. 결심이 무너질 것
같다고? 조금은 따로 즐기고 싶다고? 아, 그렇다면 이따금 통곡물
빵에 (적당히) 발라서 먹어 보라. 그냥 빵에 발라 먹을 때보다 식이
섬유와 미네랄을 더 섭취할 수가 있다.

난 먹어도 배가 안 나와

아, 겨울 내내, 아니 봄까지 쭉 이어 피둥피둥 오른 살을
어찌할거나! 여름이 다가오면 모두들 날씬한 몸매를 꿈꾼다.
그렇지만 현실은 늘 이상에 미치지 못한다. 자, 그렇다면 발상을
전환해 보자. 〈이건 안 돼, 저건 안 돼〉라고 생각하는 대신에
자기 자신에게 여러 가지를 허용해 보면 어떨까? 양껏 먹어도
좋다고 생각하되, 물론 아무거나 먹으면 안 된다. 자연은 우리에게
날씬한 몸매와 양립할 수 있는 먹을거리들도 충분히 내려주신다.
　　어떤 식품은 칼로리가 아주 낮아서 아무리 먹어도 살이 찌지
않는다. 영양가도 있으면서 자칫 위험한 후식 시간에 식욕을
딱 억제해 주는 먹을거리도 있다. 잎채소가 이 먹을거리 중
하나라는 사실은 전혀 놀랍지 않을 것이다. 배추, 근대, 상추…….
초록색 잎채소는 십중팔구 여러분 몸에 좋은 식품이다. 그리고
식당보다는 가정에서 이 잎채소를 많이 먹으라고 강조하고
싶다. 가정에서는 그냥 데치거나 육수와 함께 끓여서 먹지만
식당에서는 손님들의 입맛을 사로잡기 위해 버터를 떡칠하기
때문이다.
　　식품 종류별로 자세히 장점을 설명하기보다는 그냥 비키니를
입는 철이 오면(사실 조금 더 일찍부터 대책을 세워 두는 게 맞다)
다음을 잘 구비해 두라고 말하고 싶다. 칠면조 가슴살, 현미,

으깬 귀리, 생강, 오이, 아티초크, 아스파라거스, 아보카도(요놈도 칼로리가 높으니 너무 많이 먹지는 말자), 아몬드(같은 이유에서 너무 많이 먹으면 안 된다). 음료는 녹차, 레몬즙, 페퍼민트 차(향에 강장 효과가 있다). 망고, 멜론, 바나나도 추천한다. 프로마주 블랑을 즐길 때에는 설탕 대신 생딸기를 통으로 혹은 으깨서 곁들인다(유지방은 조금만). 다이어트 식품 목록은 얼마든지 더 길어질 수 있다. 그렇지만 솔직히 인정하자. 군것질이나 간식을 피하면서도 먹는 즐거움은 충분히 누릴 수 있다. 여러분이 먼저 복근 만들기 운동을 몇 번 해본다면 결과를 확실히 체험할 수 있겠다.

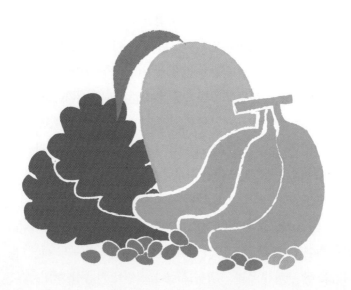

장안의 화제, 팔레오 다이어트

여러분이 동굴에 처박혀 살지 않는 한, 〈팔레오 다이어트〉라는
말도 한 번쯤 들어 봤을 것이다. 이 독창적 다이어트 요법의
추종자들은 날이 갈수록 늘어나고 있다. 팔레오 다이어트, 일명
원시인 식이 요법은 말 그대로 선사 시대 인간과 같은 식생활을
하는 것이다. 결국 무엇을 먹느냐의 문제다. 포크, 나이프, 수저는
그대로 쓰기 때문에 도구는 문제가 안 된다. 그리고 원시인들은
밥을 먹기 전에 손을 씻지 않지만 우리는 씻는다.

혈거 시대 인간들은 주로 자연환경에서 채취한 것을 먹고
살았다. 따라서 팔레오 다이어트는 (친환경) 제철 채소와 과일을
중심으로 한다(그렇지만 과일도 당이 있으므로 너무 많이 먹지
않도록). 혈거 시대 인간들은 도둑들이기도 했다. 그들은 새
둥지에서 알을 훔쳐다 먹었다. 따라서 팔레오 다이어트를 하는
사람은 달걀을 섭취해도 된다. 혈거 시대 인간들은 사냥을 했다.
하지만 그들은 빈손으로 돌아올 때도 많았다. 따라서 고기를 소량
먹는 것은 괜찮다. 닭고기, 본래 사냥을 통해서만 얻을 수 있었던
사슴 고기나 멧돼지 고기, 송아지 고기……. 당시의 인간들은
물고기도 잡아먹었기 때문에 생선 요리도 무방하다. 혈거 시대
인간들은 미식가였다.

어쨌든 팔레오 다이어트 전문가들은 씨앗과 껍질이 단단한

열매를 추천한다. 이런 식품은 항산화 효능이 있고 식물성
단백질과 비타민이 풍부하다. 박이나 호박류, 해바라기씨,
마카다미아 열매, 개암 열매, 피스타치오, 잣……. 물론 뭐든지
양이 지나치면 안 된다. 혈거 시대 인간들은 약간 곰 같은
데가 있었는지 꿀이라면 환장을 했다. 팔레오 다이어트에서도
마찬가지다. 후식에 단맛을 낼 때에는 무조건 꿀을 쓴다. 구석기
시대에는 농사해서 수확하는 곡물이나 유제품 혹은 감자도
없었다. 제품화된 먹을거리는 더더욱 없었다. 따라서 팔레오
다이어트를 한다면 이런 것들은 모두 피해야 한다.

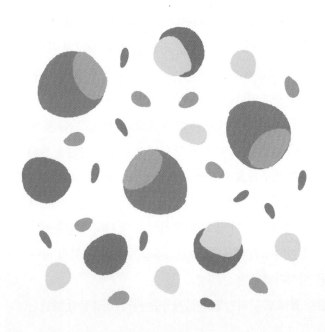

지중해 다이어트에 대하여

크레타섬 사람들이 전 세계에서 가장 심혈관 질환 사망률이 낮다는 이유로 크레타 다이어트라고 부르기도 한다. 실제로 이 식이 요법은 심장에게 더없이 우호적인 우군과도 같다. 유럽 심장 학회도 그 점을 모르지 않기 때문에 이 식이 요법을 적극 권장하고 심장 질환 치료의 일환으로 활용하고 있다. 지중해 다이어트를 규칙적 운동과 병행하면 심혈관을 건강하게 유지할 수 있다. 또한 뇌경색과 뇌졸중을 예방하는 데에도 도움이 된다.

지중해 다이어트는 조금씩 변화를 주면서 장기간 끌고 나갈 수 있다는 장점도 있다. 사실 이 식이 요법의 규칙은 간단하다. 육류는 조금만 먹는다. 동물성 단백질을 주로 가금류, 달걀, 생선, 유제품으로 섭취한다. 유제품 중에서도 특히 염소젖과 양젖을 즐겨 먹는다. 이 식품들 중에서 어느 하나만 집중적으로 먹는 게 아니라 이것도 일주일에 두세 번, 저것도 일주일에 두세 번, 이런 식으로 돌아가며 먹는다. (심장에 특히 좋은 오메가3가 풍부한) 생선을 챙겨 먹는다. 최소한 일주일에 한 번, 이상적으로는 두 번. 하지만 세 번 먹어도 상관없다. 지방이 풍부한 참치, 연어, 정어리, 고등어가 특히 좋다. 신선한 생선이 늘 더 좋지만 여의치 않으면 통조림이라도 먹어야 한다.

채소와 과일도 많이 먹는다. 하루도 빠짐없이 채소와 과일을 통해서 항산화 성분을 섭취해야 한다. 채소 중에서도 파, 토마토, 호박, 가지, 배추과 채소(양배추, 브로콜리, 방울 다다기 양배추), 샐러드용 채소를 즐겨 먹는다. 마늘, 양파, 각종 향신료는 기본으로 사용한다. 이런 것들이 전혀 들지 않은 음식은 지중해 다이어트가 아니라고 할 정도로! 올리브 오일도 기본 식재료다. 기름을 쓰는 요리를 할 때는 가급적 늘 올리브 오일을 쓴다.

단 것을 먹어도 되느냐고? 적당히만 먹는다면 상관없다. 물론 매일매일 먹어서는 안 된다. 여기에 하나만 더, 호두나 그 밖의 견과류, 염소젖이나 양젖으로 만든 치즈(혹은 요구르트), 통곡물 요리나 제품을 일상적으로 먹는다. 여기에 적포도주 한 잔을 곁들인다. 여러분은 바로 이 점에서 굵직굵직한 원칙들로 이루어진 이 기적의 식단을 고수해야 한다. 분명히 읽었겠지만 적포도주 한 잔이다……. 한 입 먹고 한 잔, 또 한 입 먹고 또 한 잔이 아니다. 적포도주를 많이 마시면 심혈관 문제는 혹시 피할 수 있을지 모르지만 다른 신체 기관, 특히 간이 남아나질 않는다.

〈지중해 다이어트〉는 큰 원칙들로 이루어진 종합판이다. 몇 가지 원칙만 골라서 지켜도 전부 다 지킬 때보다 효과가 덜할 뿐 해될 것은 없다. 게다가 명칭을 봐서 알 수 있듯이 가슴으로 살아가는 사람들, 지중해에서 뱃일을 하는 사람들에게 적합한 식단이니만큼 햇빛을 많이 받으면 좋다. 잔뜩 흐린 하늘 아래서는 비타민 D가 부족하기 쉬우니……. 따라서 날씨 때문에 일광욕으로 비타민 D를 확보하기 힘든 사람들은 기름기 많은 생선(연어, 정어리, 고등어)이나 비타민 D가 풍부한 유제품을 더 많이 먹어야 한다.

지방 연소를 돕는 열 가지 팁

스스로 생각하기에 몸에 지방이 꽤 붙어 있는 것 같은가? 지방을 동원하고 일을 시켜라! 그러면 지방이 알아서 사라질 터이니…….
이렇게 말하니 너무 성급한 요약 같지만 어쨌든 틀림없는 진실이다. 지방을 태워 주는 식품들이 있다. 이러한 식품들에는 소화를 촉진하고, 포만감을 주며, 신진대사를 자극한다는 세 가지 장점이 있다. 신체는 언제고 위협적인 저장 설비로 둔갑할 수 있는데 여러분이 이 식품들을 각별히 챙긴다면 그 시기를 늦출 수 있을 것이다. 그 열 가지 식품들을 소개한다.

1. 고단백질 무지방(지방 0퍼센트) 유제품
아침에 섭취하는 무지방 유제품이 소화되려면 우리 몸의 에너지가 필요하다. 이 과정에서 우리 몸에 넘치던 칼로리가 연소되며, 오전 11시 즈음해서 느끼게 되는 공복감도 덜어 준다.

2. 귀리 기울(연맥강)
이 식품이 제공하는 포만감은 더 이상 증명할 필요조차 없다. 식이 섬유가 풍부한 귀리 기울은 혈당을 조절해 주기 때문에 혈당이 갑자기 확 떨어져서 오전이 다 가기도 전에 냉장고나 찬장으로 달려가야만 하는 증상을 막아 준다. 게다가 귀리 기울은 앞에서

입에 침이 마르도록 추천한 유제품들과 퍽 잘 어울린다. 아침
식사로 이보다 더 좋은 조합은 별로 없겠다.

3. 고추

고추를 먹으면 즉각 우리 몸 안의 온도가 높아진다. 그 여파로
신진 대사가 활발해진다. 요컨대, 몸이 좋은 자극을 받는 셈이다.
그러니 주저하지 말고 고춧가루를 팍팍 뿌려 보라.

4. 계피

계피를 섭취하면 혈당을 낮추는 효과가 있다. 그런데 당은 살을
찌운다. 따라서 당이 적을수록 몸은 가벼워진다(이 방정식은 상식
아닌가?).

5. 식초

식초도 혈당을 낮추는 효과가 있다. 그렇다고 일부러 컵에 따라
마실 필요는 없다. 샐러드나 그 밖의 요리에 자주 활용하는 것으로
충분하다.

6. 지방이 적은 육류, 생선, 달걀

단백질 섭취는 반드시 챙겨야 할 부분이다. 단백질을 소화하려면
에너지가 많이 필요하다. 지방이 적은 육류, 생선, 달걀이 바로
그런 단백질이다.

7. 레몬

레몬에 들어 있는 구연산이 지방 연소에 도움이 된다. 아침에
일어나자마자 마시는 레몬즙은 여러분의 건강에 이롭게 작용한다.

8. 사과

간식으로 먹는 사과 한 알이 지질의 일부가 체지방으로 붙기 전에
연소해 주는 효과가 있다.

9. 녹차

녹차의 다이어트 효과와 이뇨 작용은 매우 뛰어난다. 타닌이 우리
몸에 지방이 축적되는 것을 막아 준다고 기억해 두자.

10. 커피

커피의 카페인이 일부 지방을 연소하는 효과가 있다고 한다.
그렇지만 카페인의 부메랑 효과를 간과해선 안 된다. 불안과
스트레스에 시달리고 싶지 않다면 하루 석 잔 이상 커피를 마시지
말라. 불안과 스트레스는 — 무엇으로 돌아올지 짐작이 가는가? —
다시 체지방이라는 결과로 돌아올 테니!

〈식품 보조제〉는 의사의 처방 없이 구입할 수 있기 때문에 의약품으로 분류되지 않는다. 그만큼 식품 보조제는 완전히 무해할까? 그렇지가 않다. 원치 않는 부작용이 있을 수 있다는 뜻인가? 그렇다. 따라서 식품 보조제를 먹어야겠다는 필요를 느끼면 일단 주치의와 상의를 해야 한다. 그리고 더 현명한 방법은 본인이 느끼는 필요성을 본인의 식단에 반영하는 것이다. 가령 아연, 마그네슘, 철분, 비타민 C, 그 외 어떤 성분이 부족하다 싶으면 식품으로 섭취할 노력을 하라. 그게 더 건강하고 덜 골치 아픈 방법이다. 어떠어떠한 식품을 챙겨 먹어야겠다고 결심만 하면 되거늘…….

비타민은 왜 먹어야 하는가?

비타민은 마법의 단어다! 나는 방송에 출연할 때마다 비타민
결핍은 반드시 피해야 한다고 거듭 말한다. 비타민 A, B, C, D, 기타
등등이 어쩌고저쩌고하면서 여러분을 골치 아프게 만들 때도
있다. 그 때문에 여러분은 뭘 어떻게 해야 좋은지 더 모르겠다고
느꼈을 수도 있다. 자, 비타민은 어떤 작용을 하는가? 비타민은
어디에 많이 들었나? 겁먹지 말기를! 여기서 함께 정리해 보겠다.

1. 비타민 A

시력, 뼈 성장, 피부 건강에 좋다. 게다가 감염을 막는 효과도 있다.
간이나 그 외 내장 같은 허드레 고기와 청어에 많이 들어 있고
채소 중에서는 고구마, 당근, 시금치, 배추, 호박에 많다.

2. 비타민 C

뼈, 연골, 치아, 잇몸의 건강에 매우 이롭고 감염을 막아 주며
상처를 빨리 아물게 한다. 비타민 C의 항산화 효능에는 아무런
이견이 없다. 비타민 C는 채소(브로콜리, 파프리카, 비트)와
과일(오렌지, 딸기, 키위, 망고, 구아버, 건포도)에 많다.

3. 비타민 D

치아와 뼈 건강에 중요하고 세포, 특히 면역계 세포 성숙에도
한 역할을 담당한다. 비타민 D가 부족하면 심혈관 질환과 암
발병 위험이 높아진다. 그런데 이 비타민은 우리가 햇볕을 쬘 때
체내에서 합성된다. 우리 피부에 자리 잡고 있는 일부 성분들이
자외선을 만나야만 비타민 D가 되기 때문이다. 여름에 받는
햇빛이 고스란히 쌓여 일 년 내내 간다면 좋겠지만 그렇지가
않다. 이 때문에 현대인들은 비타민 D가 부족하기 쉽다. 비타민
D가 많은 식품으로는 쇠간, 우유, 생선(연어, 참다랑어, 절인 청어,
정어리)이 있다.

4. 비타민 E

심장에 특히 좋고 항염 효능이 있다. 아몬드, 개암나무 열매,
밀기울이나 귀리 기울을 주성분으로 하는 시리얼이나 아보카도에
들어 있다.

5. 비타민 K

비타민 K는 혈액 응고에 작용한다. 초록색 채소(브로콜리, 시금치,
방울 다다기 양배추, 아스파라거스, 상추, 강낭콩, 완두콩)에 있고
키위에도 많이 들어 있다.

식구가 많은 비타민 B

주의력이 뛰어난 독자라면 앞 꼭지에서 중요한 하나가 빠졌다는
것을 이미 눈치챘으리라. 비타민 B도 당연히 다른 여느 비타민
못지않게 중요하다. 하지만 비타민 B는 대가족을 이루는 〈여러〉
식구, 다시 말해 하나의 군(群)으로 봐야 한다. 비타민 B군은 어떤
숫자를 달고 있느냐에 따라서 또 효능이 달라진다. 이 부분도 함께
정리해 보자.

1. 비타민 B1

신체 성장과 에너지 생산에 관여한다. 또한 신경 자극 전달에도
관여한다. 돼지고기, 밀싹, 통곡물 시리얼, 그리고 오렌지나 깍지콩
같은 특정 채소나 과일에도 들어 있다.

2. 비타민 B2

친구인 비타민 B1과 마찬가지로 에너지 생산에 중요한 역할을
한다. 그리고 적혈구와 몇 가지 특정한 호르몬을 생산하고 신체
조직을 회복할 때에도 비타민 B2는 필요하다. 가금류, 문어나
낙지 같은 연체동물, 달걀, 유제품, 그리고 호두를 챙겨 먹자.

3. 비타민 B3

이 비타민이 있어야만 정상적 성장과 발달이 가능하다. 비타민 B군의 다른 식구들과 마찬가지로 에너지 생산에 관여한다. 간, 닭고기 구이, 송아지 살코기, 참치, 연어, 대구, 통곡물 시리얼로 섭취할 수 있다.

4. 비타민 B5

여러 성질이 있지만 스트레스에 대한 저항력을 높여 준다는 점이 특히 주목할 만하다. 비타민 B5는 여러 식품에 들어 있다. 육류, 연어, 대구, 삶은 달걀, 간이나 내장, 버섯, 해바라기씨 등.

5. 비타민 B6

이 비타민이 부족하면 여러분의 정신 건강이 위태로워진다! 하지만 비타민 B6에는 적혈구 생산을 돕고 혈당을 조절하는 등 다른 장점도 있다. 그 장점을 원한다고? 그렇다면 가금류, 생선, 병아리콩 통조림, 간, 참깨, 해바라기씨를 추천한다.

6. 비타민 B8

내가 여러분에게 비타민 B8이 탄수화물이나 지방 대사에 관여한다고 말하면 그게 뭐가 중요한가 싶을 것이다. 하지만 날 믿어라, 중요하니까 말하는 거다. 그렇기 때문에 생선, 채소, 간, 각종 허드레 고기, 달걀노른자, 대두를 섭취해야 한다.

7. 비타민 B9

〈임신부의 비타민〉이라는 별명이 있다! 따라서 여러분이 출산이라는 행복한 사건을 기다리는 여성이라면 비타민 B9(엽산)이 꼭 필요하다. 이 비타민에는 좋은 점이 참 많다. 일부 선천성 기형을 막는 데 도움이 되고, 체세포 생성에 관여하며, DNA 생성과 신경계와 면역계 기능에도 중요한 역할을 한다. 게다가 출산으로 찢어진 회음부가 빨리 아문다면 그것도 비타민 B9의 효능으로 볼 수 있다. 요컨대, 여러분이 임신 중이라면 여러분 자신에게도 좋고 아기에게도 꼭 필요한 이 비타민이 많은 채소(시금치, 아스파라거스, 로메인 상추, 비트 등)를 듬뿍듬뿍 챙겨 먹자. 통곡물, 아마씨, 해바라기씨도 도움이 된다.

8. 비타민 B12

신경 세포 관리에 이보다 더 좋은 것은 없다. 하지만 이 비타민은 유전 물질 생성에도 한몫을 한다. 여러분은 우유, 생선, 달걀, 육류, 가금류를 통해 비타민 B12를 섭취할 수 있다.

모두가 같은 접시를 쓸 순 없다. 남성과 여성, 어른과 아이, 청소년과 노인이 모두 동일한 양의 〈칼로리〉를 필요로 하진 않는다. 물론 사람마다 하루에 사용하는 에너지양이 다르겠지만(상원 의원과 사이클 선수는 칼로리를 사용하는 속도 자체가 다르다) 그래도 기준 개념은 있다. 하루에 필요한 칼로리를 살펴보자면, 성인 남성은 2,100~2,500칼로리, 성인 여성은 1,800~2,000칼로리가 필요하다. 임신부의 경우 임신 초기는 성인 여성 권장 칼로리+100, 임신 중기는 +200, 임신 말기는 +350이다. 만 5~9세 아동은 1,200~2,100칼로리, 남성 청소년은 2,900칼로리, 여성 청소년은 2,500칼로리, 만 50세 이상 남성은 2,600칼로리, 만 50세 이상 여성은 2,100칼로리를 필요로 한다. 이 기준은 활동량이 보통이거나 그 이하인 사람들에게 해당한다. 몸을 많이 쓰는 일을 하는 사람들은 당연히 더 많은 칼로리를 필요로 한다.

〈라이트〉의 신기루

에둘러 말하지 않겠다. 저지방 제품이라는 개념은 우리 시대에 가장 고도로 발달한 얕은 수에 불과하다. 여러분은 이런 제품을 많이 접해 보았을 것이다. 〈라이트〉 요구르트, 〈라이트〉 초콜릿, 〈라이트〉 초코 우유나 바나나 우유, 〈라이트〉 청량음료 등. 때로는 포장지의 거의 절반을 차지할 정도로 눈에 확 띄는 〈라이트〉라는 글자로 쉽게 알아볼 수 있다. 그러면 소비자는 그 표시에 눈이 어두워 〈라이트 파워〉의 마법으로 날씬한 몸매를 갖게 되리라는 믿음으로 제품을 덥석 구매한다. 짠! 걸려들었다! 만약 〈식품 경찰〉이라는 것이 있다면 이 경찰은 그 제품 마케팅 부서와 포장지 디자인 부서에 〈설탕 0퍼센트, 100퍼센트 사기〉라는 경고문을 의무적으로 넣으라고 해야 할 거다!

초콜릿을 예로 들겠다. 초콜릿의 주재료는 카카오콩이다. 제품화 공정에서 설탕을 전혀 넣지 않는다면 카카오 맛밖에 나지 않는다. 다시 말해, 너무 써서 입에 넣지도 못할 물건이 되는 것이다. 여러분이 한번 먹어 보면 확실히 알게 된다. 자, 그럼 식품 회사는 어떻게 하는 걸까? 설탕을 넣지 않는 대신 감미료를 넣고, 무엇보다 지방을 어마어마하게 때려 넣는다. 그리고 지방은, 여러분은 어떨지 모르지만, 거의 살로 간다. 양질의 초콜릿(가장 비싼 초콜릿)을 만드는 회사들은 그러한 지방으로 카카오 버터를 쓴다. 나머지 회사들은 분유를 넣는다. 지방을 아예 퍼 넣어 일반 초콜릿 바보다 훨씬 더 열량이 높은 제품을 만들어 놓고는 〈무설탕〉(혹은 설탕이 아주 조금 들었다는) 딱지를 붙이면 여러분은 몸 생각을 한답시고 그 제품을 사는 것이다! 속지 말자. 당이나 지방이 (혹은 그 둘 다) 빠지려야 빠질 수 없는 제품들도 있다. 그런 성분을 줄이거나 아예 없애려면 뭔가 다른 대체 원료가 필요하다.

〈라이트〉 제품으로 출시된 브리오슈, 아이스크림, 비스킷 제품들을 생각해 보자. 돋보기, 필요하다면 망원경이라도 눈에 대고 똑바로 살펴보라. 포장지에 쓰여 있는 성분 표시를 잘 읽어야 한다. 십중팔구 〈고과당 옥수수 시럽〉 혹은 〈액상 과당〉이라는 성분이 눈에 띌 것이다. 이 시럽이 전통적 설탕의 대체 원료다. 그러면 식품 회사는 어차피 액상 과당도 옥수수나 밀 같은 천연 원료로 만드는 것이기 때문에 괜찮다면서 여러분을 안심시킬 것이다. 하지만 그들이 절대로 말하지 않는 액상 과당의 중요한 특성 하나가 있다. 액상 과당은 체지방 축적이라는 문제를 일으킨다! 덧붙여 당뇨를 유발하고 혈관과 신체 기관에 지방을 쌓는다는 문제도 지적하고 싶다. 액상 과당 남용은 뇌졸중과 심근 경색에 노출될 위험을 그만큼 높인다.

이 무시무시한 〈고과당 옥수수 시럽〉을 소위 〈라이트〉 요구르트 성분 표시에서도 곧잘 볼 수 있다. 〈라이트〉라는

이름으로 자행되는 사기 행각도 참 여러 가지다. 〈라이트〉
요구르트의 원칙을 아는가? 간단하다. 원유 대신에 탈지유를
쓰니까 특유의 농후한 맛이 부족하다. 제조업자들과 소비자들의
입맛에 너무 묽게 느껴진다는 얘기다. 해결책은? 젤라틴을 넣는다.
굳이 넣지 않아도 되는 젤라틴을 첨가하고 섞는다. 기적처럼
식감이 되직해진다! 젤라틴은 맛도 없고 냄새도 없지만 원료가
참 뭐하다. 사실, 젤라틴은 으레 동물의 사체, 주로 돼지가죽에서
추출한다. 그렇다면 돼지고기를 먹지 않는 유대교인이나
이슬람교인은 철저하게 채식을 하지 않는 이상 돼지로 만든
젤라틴을 모르고 먹게 된다! 그렇지만 식품 회사들은 그 사람들이
모르기만 하면 아무 문제도 없다고 생각한다.

몇 년 전부터 기하급수적으로 늘어난 〈라이트〉 식품 소비는
식품에 대한 올바른 정보와 완전히 반비례한다. 무가당이니
무지방이니 하는 거짓부렁이 얼마나 막장까지 치달았으면 이제
일부 신경 과학자들이 단지 라이트 식품을 구매하는 것만으로도
살이 찐다고 주장할까! 그들은 동일한 인물의 두뇌 활동이 기존
청량음료를 마실 때와 (설탕 대신 다른 감미료를 넣은) 〈라이트〉
청량음료를 마실 때 어떻게 다른지 꼼꼼하게 분석해서 이러한
결과를 얻어 냈다. MRI 촬영으로 관찰해 보니 어떤 청량음료를
마시느냐에 따라 우리 뇌에서 보상을 관장하는 영역의 활동이
달랐다. 기존 청량음료를 마실 때에는 이 영역에서 만족감의
표시가 관찰되었다. 그러나 라이트 음료를 마실 때는 그렇지가

않았다. 따라서 이 사람은 다른 음식, 다음 끼니를 더 많이 먹음으로써 만족을 꾀할 것이다. 이러한 전문가들의 연구는 단순한 직관에 기초해 있다.

까마득한 태곳적부터 우리 몸은 자연스럽게 에너지와 단맛을 짝지어 왔을 것이다. 평범한 청량음료를 마시는 사람은 그러한 단맛과 에너지를 소비해야 하는 칼로리라는 형태로 공급한 셈이다. 반면, 라이트 음료를 마시는 사람은 단맛을 누렸으면서도 자기가 쏟아 버려야 할 칼로리는 얻지 않았다! 여기에 실망한 몸은 우리가 식탁에서 평소보다 더 많은 양을 먹게끔 자극한다. 다시 말해, 필요한 것 이상의 칼로리를 다른 음식으로 확보한다는 뜻이다. 물론 정반대 결과를 나타내는 연구들도 있다. 하지만 그런 연구들은 합성 감미료 덕분에 번창한 식품 회사들의 지원으로 이루어진 경우가 많다. 나머지는 여러분이 알아서 생각해 보시라⋯⋯. 요컨대, 라이트 제품이 여러분의 살을 빼주지는 않는다. 쓸데없이 살을 더 찌우지나 않으면 다행이다.

식품 산업계의 거물들이 여러분의 허리둘레와 건강을 배려한다는 구실 아래 사실은 마케팅의 일환으로 동일한 제품을 이리저리 변형시켜 내놓은 것뿐이다. 동일한 브랜드 제품이 두 종류로 출시되면(기존 제품과 라이트 제품) 한 종류밖에 없을 때보다 슈퍼마켓 진열대를 더 많이 차지할 수 있다. 나는 모 브랜드의 갈색 탄산음료(빨간색 라벨의 그 제품 맞다)가 〈라이트〉(회색 라벨), 〈제로〉(검정색 라벨)로 나온 것도 모자라

〈라이프〉(초록색 라벨)까지 나온 것을 보았다. 한 종류로 팔 것을
네 종류로 만들다니! 소비자들의 관심도 그만큼 끌 수 있었다.
장사 한번 화끈하게 잘한다…….

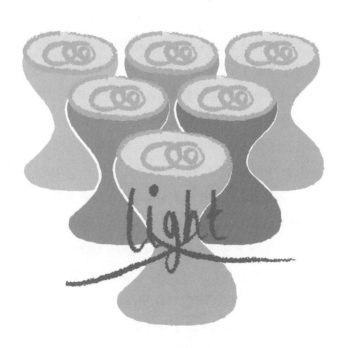

〈친환경〉의 숨겨진 얼굴

몇 년 전부터 프랑스는 〈비오bio〉(생명 농업 생산물)에 꽂혔다.
이 현상은 단순한 유행이 아니라 정크 푸드를 멀리하고 건강을
지키고 싶은 이들의 상식에 부응한 필연이었다. 생명 농업으로
수확한 작물은 기존 농산물보다 늘 화학 비료 및 농약 성분이
적다. 식품 산업이 우리 식탁을 점령한 후로 우리 몸에는 그런
성분이 너무 많이 들어왔다. 게다가 이 같은 친환경 작물이 일반
작물보다 철분, 마그네슘, 항산화 성분, 비타민 C가 더 많다는 연구
보고도 있다. 특히 감자의 경우가 그렇다. 친환경은 좋은 것이요,
모두가 생명 농업Agriculture biologique 마크만 붙어 있으면 더
생각할 것도 없이 그 제품을 덥석 구매한다.

　　그런데 여기에 숨겨져 있는 사소한 문제 두세 가지를
한번 짚고 넘어갈까 한다. AB 마크는 소비자를 안심시키는
게 당연하다. 아무 마크도 없는 것보다는 낫다. 이 마크는 생명
농업을 개발하고 증진시키는 프랑스 협회의 인증 마크로
농업부가 관장을 한다. 이런 식의 인증은 꽤 많은 종류가 있지만
AB 마크와 가까운 것이 유럽 연합의 친환경 인증이라고 할 수
있는 〈유로푀이유Eurofeuille〉 마크다. 문제는 바로 여기에 있다.
유럽 연합의 인증이 처음 나왔을 때에는 그 조건이 프랑스의 인증
조건만큼 까다롭지 않았다. 그런데 프랑스의 기준이 어영부영

유럽 연합의 기준으로 넘어가면서 차츰 느슨해지고 헐렁해졌다. 그래서 이제는 AB 마크가 붙기에는 상당히 문제가 있는 제품들도 이 마크를 버젓이 달고 나온다. 이 책임을 누구에게 돌려야 하나? 대형 유통업체의 책임이리라…….

친환경 제품이 히트를 치니까 대형유통사들이 여기서 거둬들일 이익에 눈이 멀어 앞다퉈 달려들었다. 브뤼셀(유럽 연합)의 축복에 힘입어, 이러한 업체들은 생명 농업의 기본 원칙 몇 가지를 나 몰라라 하고 그저 공급을 늘리기 위한 생산 증대에 힘썼다. 그러다 보니 목축업장이 넓어지고 그에 따른 보건 위생 문제들도 늘었다. 또한 생산자 추적이 까다로운 외국 농산물이 수입되기 시작했다. 그래서 육류의 가공 조건까지 따지지 않고 햄 제품에 친환경 인증 마크를 달아 주는 경우까지 발생한다. 다 쓸모없는 짓이다. 햄에 먹음직스러운 붉은빛이 돌게 하려고, 소비자에게 신선한 육류 같은 인상을 주려고 아질산 나트륨을 썼는데도 친환경 마크를 달 수 있다. 요컨대, 친환경 식품 산업계를 야금야금 봐주다 보니 AB 마크는 이미 영혼 없는 인증 표시가 되어 버렸다.

친환경은 농약과 화학 비료 없이 키우면 다 괜찮은 사안이 아니다. 친환경은 윤리적 사안이기도 하다. 그런 면에서 기업가들이 늘 사회적 진보의 선두에 있지는 않다(완곡하게 표현한 거다). 스페인 남부에서 동유럽 이민자들이 얼마나 쥐꼬리만 한 돈을 받고 열악한 환경에서 새빨간 토마토, 초록색 오이, 먹음직스러운 딸기를 따는지 알면 여러분도 슬플 것이다.
바로 그러한 농산물이 우리의 슈퍼마켓에 친환경 표시를 달고
진열된다. 다들 알다시피 환경주의자들끼리 의견이 맞지 않을
때면 싸움이 나고 그 여세를 몰아 계파가 갈라진다. 프랑스
정치계가 주기적으로 우리에게 보여 주는 양상만 봐도 알 수 있다.
AB 마크 문제도 터질 것이 터졌을 뿐이다.

친환경 광풍의 언저리에서 〈로커보리즘locavorism〉이라는
새로운 실천적 태도가 나타났다. 이 단어는 10여 년 전 어느
캘리포니아 여성의 머릿속에서 탄생했다. 그녀의 이름은
제시카 프렌티스Jessica Prentice다. 그녀는 자기 집에서 100마일
이내 지역에서 생산된 식재료만 먹는다는 생각을 고집스럽게
밀고 나갔다. 그로써 자신이 먹는 음식의 탄소 비용을 줄일 수
있었고 신선한 제철 채소와 제철 과일을 먹으면서 자기 지역의
농산물 생산자들과 긴밀한 유대 관계를 맺을 수 있었다. 1마일은
1,609미터에 해당하니까 여러분이 로커보어라면 여러분 집에서
160킬로미터 하고도 900미터 떨어진 곳까지다. 반올림해서
161킬로미터라고 하자, 까짓 거 100미터는 덤이다.

제2장

건강에 좋은 습관들

텔레비전 보면서 밥 먹지 않기

플라토텔레®는 이미 하나의 관습으로 굳어져 가는 습관이다. 혼자 밥을 먹는 사람들이 특히 위험하다. 어떤 습관이나 제도는 의미가 있으며 존중받아 마땅하지만(학교, 아카데미 프랑세즈, 국제 연합 등) 텔레비전을 보면서 밥을 먹는 습관은 우리가 좀 되짚어 봐야 한다. 내가 기꺼이 그 총대를 메겠다! 〈플라토텔레〉라는 단어 안에는 쟁반 하나, 텔레비전 하나, 이렇게 두 가지가 들어 있다(여기까지는 아무도 나에게 토를 달지 않을 것이다). 그런데 하나는 빼야 한다!

여러분이 꼭 알아 둬야 할 것이 있다. 텔레비전을 보면서 밥을 먹으면 음식물을 잘 씹지 않고 빨리 넘기게 된다. 기계적으로 그렇게 된다. 그런데 자기가 하는 일에 충분히 시간을 들이지 않으면 탈이 나는 법, 음식을 씹는 데에도 충분히 시간을 들이지 않으면 필요 이상으로 많이 먹게 된다. 실제로 위장이 뇌에게 이제 충분히 먹었다는 신호를 보내는 데에는 대략 20분이 걸린다. 따라서 여러분이 식사를 빨리 끝낼수록 여러분의 신체는 이제 됐다는 신호를 제때 보내지 못할 공산이 크다.

* plateau-télé. 텔레비전을 보면서 먹을 수 있도록 쟁반 하나에 차려 낸 간단한 식사.

게다가 우리의 감각 중에서 침샘을 가장 먼저 자극하는 것은 시각이다. 파블로프의 개를 생각해 보라. 원래 그 개는 고기를 보았을 때 침을 흘렸다. 그런데 시선이 텔레비전에 고정되어 있으면 침샘 자극이라는 본연의 기능을 충실히 이행하지 못한다. 한마디로 말해, 여러분이 먹는 행위에 집중하지 않으면 여러분의 소화계가 앙심을 품고 나중에 자기 존재를 똑똑히 각인시킬 것이다. 포복절도하게 웃기거나 스릴 넘치는 프로그램을 보면서 접시에 눈길 줄 시간이나 있을까! 플라토텔레에는 볼 것과 먹을 것이 함께 있다. 하지만 선택을 해야만 한다. 보든가 먹든가 둘 중 하나만 하라. 일단 텔레비전을 보고 그다음에 먹자. 아니면 일단 먹고 나서 보든가. 순서는 여러분 마음대로 해도 된다. 하지만 동시에 둘 다 하지는 마라!

아침부터 단백질을 먹자!

이 부분은 거듭 강조해도 괜찮다! 아침 식사는 하루 중 가장
중요한 식사일 것이다. 전날 상다리가 부러지게 차려 놓고
과식을 했다면 모를까, 당연히 아침에 일어나면 공복감을 느낀다.
그렇지만 침대에서 일어나 후다닥 집에서 출발하기까지 그 15분
동안, 여러분은 간단하게 씻고 차려입느라 아침 식사를 생략할
때가 많다. 살이 조금 빠지지 않을까라는 기대로 아침 식사는 원래
먹지 않는 것으로 정해 놓은 사람들도 있다. 그런 착각을 하느니
차라리 잼이라도 손가락으로 찍어 먹으면 나으련만. 아침을
거르느니 차라리 그게 낫다.

　병째로 퍼먹는 것만 아니면 아침 식사로는 잼을 먹어도
괜찮고 베이컨이나 페이스트리도 오케이다. 그렇게 섭취한
칼로리는 그날 하루 동안 쓰면 된다. 하지만 밤에 먹고 그대로
잠자리에 들면 그건 다 몸에 쌓인다. 하지만 이제 프랑스식 아침
식사를 끝내기로 결심해야 한다. 사실, 프랑스식 아침 식사는
흡수가 빠른 당과 별로 추천하고 싶지 않은 지방의 한바탕
잔칫상이다. 잼, 버터, 크루아상……. 뭐가 문제인지 찾아보라.
아니, 바꿔 말하겠다. 단백질이 어디 있는지 찾아보라. 우리의 아침
식탁에서는 단백질을 찾아보기가 힘들다. 단백질은 우리 신체에
꼭 필요한 연료에 해당하기 때문에 이는 참으로 유감스럽다.

아침에 단백질을 먹어야만 오전 내내 평안하다. 오전 11시부터 배가 고파 정신이 없다가 결국 점심을 거하게 먹는 참사를 막을 수 있다는 얘기다. 그러니 망설이지 말고 아침 식탁의 혁신을 꾀해 보라. 닭고기나 오리고기, 달걀, 프로마주 블랑(설탕은 가급적 적게)으로 아침 댓바람부터 다양하면서도 푸짐하고 균형 잡힌 식사를 즐기자. 여기에 식이 섬유 섭취를 위해서 과일을 곁들이고 차를 마신다. 커피를 못 끊는 사람들은 커피도 괜찮다. 마지막으로, 지금까지 한 말과 모순되게 들릴 수도 있는 조언을 하겠다. 배가 고프지 않은데 억지로 먹지 말라. 아침에 전혀 공복감이 없다면 할 수 없다. 미안하다, 이 얘기를 맨 먼저 했어야 했는데……

살찌는 습관들을 버려라

살을 빼고 몸매를 유지하려면 할 일이 참 많다. 널리고 널린
다이어트 전문가들이 귀가 따갑도록 수시로 반복하는 조언들이
있다. 균형 잡힌 식사를 해라, 조금이라도 움직여라, 그 밖에도
여러 가지 조언들……. 그런데 해서는 안 되는 것도 많다! 우리
몸의 군살은 상당 부분 일상의 나쁜 습관들을 차곡차곡 쌓아 놓은
결과이기 때문이다. 그런 면에서 야식은 최악의 습관이다. 일단
밤에 뭔가를 먹고 싶은 욕구는 — 진짜 그러한 욕구가 있다면
— 배고픔보다는 일종의 불안에서 비롯된 것이다. 그리고 야식
메뉴는 대개 달고 기름지다. 당과 칼로리에는 늘 따라오는 것이
있나니……. 그렇지만 설탕만 고발하고 소금의 과도한 사용을
그냥 넘겨서는 안 된다! 그런데 요즘은 그렇게 돌아가고 있다.

　　음식을 지나치게 짜게 먹는 사람들이 더러 있다. 그래서
혈압이 높아지고 몸에 수분을 많이 잡아 두게 된다. 그 결과는
모두 체중계에서 확인할 수 있다. 우리가 꼭 버려야 할 또
다른 습관이 있다. 열차에서 밥을 먹지 말자. 국영 철도청을
공격하려는 것이 아니라(맛대가리 없는 크로크 무슈를 과연 그
가격에 사먹어야 하는지는 의문이 남지만), 너무 급히 먹는 습관을
고발하는 것이다. 한 끼 식사를 20분 이내에 끝내는 건 미친
짓이다. 포만감을 충분히 느끼려면 음식을 잘 씹어야 한다. 우리가

뭔가 먹고 있다는 사실을 뇌에 입력하려면 시간이 필요하다. 포만감이 얼른 다가와야만 우리는 덜 먹고 덜 찐다.

더욱이 어떤 음식을 먹든지 우리는 먹는 행위에만 집중해야 한다. 따라서 현대 생활의 어쩔 수 없는 요구들, 다시 말해 딴 일을 하면서(텔레비전을 보거나 휴대 전화를 들여다보면서) 끼니를 해결해야겠다는 생각들에 저항할 수 있어야 한다. 이 고약한 습관 때문에 우리는 먹는 행위에 집중하지 못하고 은연중에 필요 이상으로 배를 채운다. 이제 끼니와 끼니 사이의 나쁜 습관을 지적해 보겠다. 우리는 물을 너무 적게 마신다. 이 경우, 몸이 자꾸 수분을 잡아 두려고 한다. 신장 기능이 둔해지고 우리 몸을 더럽히는 노폐물이 원활하게 배출되지 못한다. 요약하자면 이렇다. 짜게 먹고, 빨리 먹고, 딴짓을 하면서 먹고, 잠자기 전에 먹고, 물을 충분히 마시지 않는 이 다섯 가지 습관을 몰아내야 한다. 고약한 습관을 하나 혹은 그보다 더 많이 물리친다면 체중 증가의 위험도 그만큼 멀어질 것이다.

일인분이 뭐예요?

한 사람 몫이라는 개념보다 더 애매모호한 것도 없다. 그게 어느 정도인가? 어떻게 측정을 하는가? 음식물의 무게를 저울로 재어 봐야 하나? 아니, 그렇지 않다. 여러분은 두 손과 접시만 있으면 된다. 과일 일인분은 손으로 쥐어 한 움큼이다. 딸기를 먹는다? 그러면 대략 한 움큼 정도를 먹으면 된다. 사과? 마찬가지다. 배? 마찬가지다. 감귤? 두 개 정도 집어 먹으면 되겠다. 이제 주먹을 풀고 두 손으로 동그라미를 만들어 보자. 채소를 그 안에 채운다 생각하라. 채소는 그만큼이 일인분이다(잎채소는 이렇지만 옥수수, 콩, 감자의 경우는 이보다 더 적게 먹어야 한다).

치즈를 조금 먹고 싶다고? 그럼 먹어야 한다. 검지와 중지를 딱 붙여서 곧게 뻗어 보라. 이 손가락 두 개만큼의 양이 치즈 일인분이다. 육류, 가금류, 생선? 손을 쫙 펴라. 손바닥과 손가락을 합친 손 전체 면적이 한 사람 몫이다. 각 식품의 일인분을 한 접시에 조화롭게 담아내면 〈네 가지를 4분의 1씩 먹기〉 법칙의 마법이 통할 것이다. 접시를 가져오라. 그 접시를 네 부분으로 나눈다. 4분의 1은 육류를 담고 또 4분의 1은 탄수화물을 담는다. 나머지 4분의 2, 즉 접시의 절반은 채소를 담는다. 이 접시 옆에 요구르트와 과일 일인분을 따로 준비하고, 이 균형 잡힌 식사를 느긋하게 즐기면 되겠다.

소화 기술

위장을 편안하게 해주고 음식물의 장내 통과를 도와주는 몇 가지 좋은 습관을 들일 필요가 있다. 여러분에게 치아가 있다는 것은 알고 있는가? 정확하게는 서른두 개가 있다. 그런데 말이다, 이 치아를 사용하는 법을 잊어선 안 된다! 식빵이나 요구르트처럼 식감이 부드러운 음식을 너무 많이 먹지 말고 치아로 찢고 빻아야 하는 음식을 챙겨 먹자. 여러분의 치아를 부지런히 활용하라. 꼭꼭 씹어 먹어라! 씹고 또 씹어라! 시간을 좀 끈다 싶을 정도로 씹어라! 잘 씹은 음식물이 침 속의 효소를 만나 곤죽 상태로 목구멍을 넘어가야만 여러분 몸이 반가이 맞아 준다. 이 점을 명심하고 밥 먹을 때 시간을 느긋하게 들이기만 하면 된다.

점심이나 저녁을 5분 만에 뚝딱 해치우는 것은 위장에 대한 전쟁 선포다. 이 경우, 위장은 반드시 복수를 할 것이다. 그리고 또 하나, 물은 충분히 마시고 있는가? 아니라고? 당장 물을 챙기는 습관을 들여라! 이미 잘 마시고 있다고? 잘하고 있는 거다. 노파심에서 한마디 더 하자면, 밥을 먹으면서 물을 마시지 말고 끼니와 끼니 사이에 마셔라. 식사와 함께 마시는 물도 아예 마시지 않는 것보다는 낫다. 하지만 음식물과 함께 마시는 물의 양이 너무 많으면 소화를 돕는 효소의 작용을 방해하고 만다. 마지막으로, 과일을 꼭 챙겨 먹어라.

똑똑하게 술 마시기

매년 술 때문에 죽는 사람이 45,000명이다. 〈피할 수 있는〉
사망의 첫째 원인은 담배, 그다음이 술이다. 교통사고나
직장에서의 사고에 술이 연루되는 경우도 많다. 술을 많이 마시면
발병 위험이 높아지는 질병으로는 각종 암(구강암, 인후암,
대장암, 간암), 심혈관 질환, 고혈압, 간경화⋯⋯. 그 외에도 여러
가지가 있지만 여기까지만 하자. 여러분이 어쩌다 나누는 한
잔의 즐거움까지 망치고 싶지는 않으니까. 여러분은 이미 내가
공중 보건의 중대 사안, 즉 과도한 음주만을 문제 삼는다는 것을
이해하고 있으리라. 나는 여기서 이 〈과도한〉이라는 형용사에
방점을 찍는다. 내가 독자들에게 음주 자체를 문제시한다는
인상을 주고 싶지는 않다.

　　프랑스 같은 나라에서 술을 전혀 마시지 않으면 사회생활에
지장이 생기거나 동시대인들의 흥겨운 분위기에 찬물을 끼얹을
위험이 있다. 그러니 오해하지 마시라. 나야말로 〈약간의 음주는
오히려 기분 전환에 도움이 됩니다〉라고 맨 먼저 동네방네
떠들고 다닐 사람이지만 다른 분야와 마찬가지로 여기서도
절제와 정보가 중요하다. 요컨대, 술을 마셔도 괜찮다. 그렇지만
똑똑하게 마셔라. 똑똑하게 술을 마시는 사람은 일단 공복에
마시지 않는다. 음주 전에 뭔가를 조금 먹어 두는 것이 아주

중요하다. 음식물은 알코올이 혈액에 도달하는 시간을 늦춰 준다.

공복에 술을 마시면 혈중 알코올 농도가 최고치에 도달하기까지 30분이 걸리지만 식사와 함께 마시면 한 시간이 걸린다. 똑똑하게 술을 마시는 사람은 느긋하게 맛을 음미하면서 마신다. 술 마실 때만큼은 얼마든지 만만디 느림보가 되어도 괜찮다. 느리게 마시기는 자기가 마시는 술이 좋은지 그렇지 않은지를 정확히 규정하는 하나의 방식이다. 보통 첫 모금에서 풍미와 향기가 폭발적으로 느껴진다. 잔을 들이켤수록 감흥은 덜해지고 나중에는 별맛을 느끼지 못한다. 미뢰가 충분히 술을 음미하고 만족에 이르는 바로 그 순간을 놓치지 말아야 한다. 그때가 바로 더 이상 마시지 말아야 할 순간이다.

똑똑하게 술을 마시는 사람은 즐겨 마시는 주종에 제한을 둔다. 사람마다 자기에게 더 잘 받는다 싶은 주종이 있을 것이다. 그런 술들만 스스로에게 허용하고 나머지는 허용하지 말라! 똑똑하게 술을 마시는 사람은 거절을 할 줄 안다. 술을 마시고 안 마시고는 본인의 자유이고 그런 자유를 행사할 수 있어야 한다. 괜히 집단 효과나 다른 사람들 추임새에 넘어가 과음해서는 안 된다. 〈술을 마시지 않는다면 같이 놀기 싫다는 거지!〉라는 이상한 생각을 은연중에 퍼뜨리는 사람들이 더러 있는데, 그런 사람들은 무시하라.

똑똑하게 술을 마시는 사람은 첫 모금을 들이켠 순간부터 자기 몸에 어떤 변화가 일어나는지 의식한다. 알코올은 소장 벽으로 흡수되어 혈액으로 들어간다. 그렇게 단 몇 분 만에 몸 전체에 술기운이 돈다. 그중에서 가장 영향을 많이 받는 기관이 바로 뇌다. 5퍼센트는 신장을 통해 (오줌으로) 배출되거나 피부(땀), 폐(날숨), 침으로 배출된다. 나머지는 간에서 떠맡는다. 몸에 흡수된 알코올의 95퍼센트를 처리해야만 하는 것이다. 그러니 간이 우리 때문에 고생이 많다. 간은 혈액에서 알코올을 걸어 내는 작은 정수장(淨水場)과 비슷하다(간의 크고 작은 500가지 기능 중 하나). 여러분이 간을 혹사한다면 간은 어떤 식으로든 대응을 할 것이다. 아주 심한 경우에는 과도한 음주가 간염이나 간암의 원인이 되기도 한다. 똑똑하게 술을 마시는 사람은 한 주 동안의 음주 시각과 날짜를 조율할 줄 안다.

사실, 술의 칼로리는 결코 무시할 수 없는 수준이다. 몸이 필요로 하는 것 이상의 칼로리는 몸에 남는다. 쉽게 말해, 살로 간다는 소리다! 게다가 알코올 성분이 일단 우리 몸에 들어와 변형되면 특수한 화학 작용 때문에 달고 기름진 식품 섭취를 강화하는 경향이 있다. 칼로리가 적은 술이란 없다. 위스키 30밀리리터, 포도주 120밀리리터, 샴페인 한 잔이나 맥주 500밀리리터는 80~210칼로리에 해당한다. 포도주 125밀리리터가 100칼로리이고 맥주 500밀리리터는 140칼로리다. 또 샴페인 한 잔은 80~120칼로리이며 마티니 한 잔은 210칼로리나 된다! 과일 주스, 사탕수수, 코코넛 밀크가 첨가되는 칵테일은 말할 것도 없다. 칼로리 폭탄이라고 생각하면 된다!

그래도 여러분이 칵테일을 즐기는 편이라면 탄산음료나 합성 착향료보다 아무것도 첨가하지 않은 과일즙을 술에 섞기 바란다. 그런 음료는 영양학적 가치가 거의 없을 뿐 아니라 으레 인공 감미료를 쓰기 때문이다. 알코올은 인위적으로 달게 만든 음료와 섞이면 금세 혈액으로 퍼진다. 혈중 알코올 농도가 확 치고 올라올 것이다.

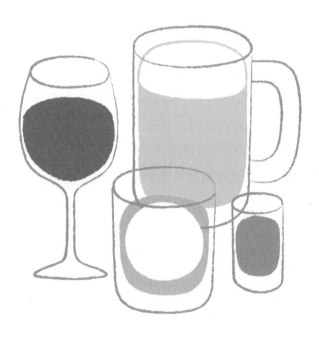

술은 거짓말쟁이

〈한 잔은 괜찮다, 세 잔부터 폐해가 시작된다.〉 이런 말 아는가?
〈술을 먹여 봐야 그 사람이 보인다〉는 말도 하는가? 수십
년 전부터 여러 광고가 창의력을 겨루며 과도한 음주 위험을
경고하는 잊을 수 없는 슬로건들을 내놓아 히트를 쳤다. 나의
접근법이 그 광고들만큼 재미있지는 않겠지만 좀 더 과학적이고
조언에 가까운 얘기가 나올 것 같다. 어쨌든 나도 슬로건 유행에
동참할 수는 있겠다. 나는 이런 슬로건을 한번 내세워 볼까 한다.
〈술은 거짓말쟁이다!〉 샴페인이 주는 도취감에 굴복하지 않은 자
누구인가? 우아하고 가느다란 잔을 손에 든 채 웃음을 터뜨리거나
말솜씨를 과시할 때의 그 기분 좋은 느낌을 모를 수 있을까?

　　주의하라, 술은 여러분에게 거짓말을 한다! 탄산이 든 술은
그렇지 않은 술보다 더 빨리 혈중 알코올 농도를 끌어올린다.
기포가 알코올이 혈액으로 퍼지는 과정을 촉진하기 때문이다.
위장에서 소장으로 넘어가는 과정이 빨라지기 때문에 소장
벽으로 알코올이 더 빨리 흡수된다. 샴페인이든 다른 술이든
알코올이 소장 벽으로 흡수되면 그야말로 온몸 구석구석으로
퍼지고 넘쳐 난다! 그렇게 해서 대뇌 피질까지 점령당한다. 심리적
억제가 풀리면서 천하무적이라도 된 듯한 기분이 들겠지만
사실은 그렇지가 않다.

그렇다, 술은 거짓말쟁이다! 여러분이 웃고 떠드는 동안 알코올은 서서히 중추 신경계에 마수를 뻗기 때문이다. 그러므로 항정신성 약물과 술을 함께 복용해서는 절대로 안 된다. 약물 효과가 심하게 배가되어 위험해질 수 있다. 가령, 항불안제나 마리화나가 그렇다(잊고 있을까 봐 말하는데 술을 마시든 그렇지 않든 마리화나는 금지 약물이다). 그러한 성분들이 알코올을 만나 시너지 효과를 일으켜 극심한 우울증을 불러일으킬 수 있다.

그렇다, 술은 거짓말쟁이다! 마케팅의 귀재들은 가면을 씌우고 곱게 단장을 시켜 술을 여러분에게 보낸다. 파티나 카페테라스에 넘쳐 나는 자몽 맛 로제 포도주라든가 복숭아 향이 나는 맥주라든가. 이러한 소위 〈프리미엄〉 알코올음료가 점점 더 인기를 끌고 있다. 색깔이 예쁘고, 상쾌하고, 혀에 착 감기고, 쓴맛은 전혀 없으며, 간편하게 마실 수 있으니 술이라는 사실을 깜박 잊을 정도다. 취하는 것도 잘 모르겠고 하니까 부담 없이 마시고 또 마신다. 그렇지만 이런 알코올음료들이나 술이나 부작용은 똑같다. 술을 마시니까 기분이 좋다. 열기가 후끈 달아오르고 내 본모습이 드러난다.

조심하라, 술은 거짓말쟁이다! 술이 불러일으키는 감각들이 우리를 속인다는 점을 잊으면 안 된다. 술잔을 들 때 느끼는 그 열기는 그저 피부 혈관이 확장되었기 때문이다. 사실 알코올은 신체 내의 열기를 표면으로 이동시키는 역할밖에 하지 않는다. 기분이 좋아서 몇 번째인지도 모를 〈딱 한 잔만 더〉를 외치고 열기는 계속 뜨거워진다. 담배도 한 대 피우지, 뭐 어때? 술은 흡연 욕구를 강력하게 자극한다. 어쨌거나 음주와 흡연은 문화적으로 긴밀하게 연결되어 있다. 여러분이 못 느껴서 그렇지, 여러분의 몸은 괴로워한다. 몸은 소리 없이 이 모든 정보를 간직한다. 그렇다, 몸도 거짓말을 한다! 엄밀히 말하자면, 해야 할 말을 하지 않는다. 알코올의 영향이다. 여러분이 웃고 즐기는 동안 신장은 정신없이 돌아가고 간은 똥줄이 탄다. 신장이 뭘 하느냐고? 신장은 알코올을 없애느라 용을 쓰고 그 과정에서 물을 많이 필요로 한다. 그 결과가 탈수 현상이다.

아, 술이란 참 이상한 액체다! 술을 마셔서 갈증을 느끼지 않는다면 우리 몸에 수분이 공급되는 걸까? 아니, 그 반대다! 하지만 우리가 어떻게 알겠는가, 술은 거짓말쟁이인데! 한편, 간은 에탄올을 대사화한다. 간에서 에탄올은 아세트알데히드로 변형되고 바로 이 시점에서부터 사정이 참담해진다. 아세트알데히드는 욕지기, 구토, 땀을 유발하는 물질이다. 계속 무리를 하다가 계산서를 지불할 때가 오면 수분이 빠져 나간 몸은 스트레스에 더 쉽게 노출되므로 계산서가 더욱더 터무니없이 느껴지리라. 이어서 후회의 시간이 온다. 〈그러지 말았어야 했는데…….〉 그다음은 결심의 시간이다. 어쩌다 과음을 하면 취해서 추태를 보이고 술이 깨기까지 너무 힘들다는 것을 뼈저리게 느낀다. 그래서 이제 술자리에 가더라도 보통 크기 잔으로 넉 잔 이상은 마시지 않겠노라 다짐한다.

술은 엄청난 거짓말쟁이일 뿐 아니라 다른 결점도 있다. 요놈은 남녀를 차별한다. 남성과 여성은 술의 거짓 앞에서 평등하지 않다. 여성 여러분은 남성과 똑같은 양을 마시더라도 술의 폐해에 더 민감하다. 이건 생물학적 사실이다. 그리고 성별만이 알코올 분해 능력에 영향을 미치는 유일한 변수도 아니다. 체지방, 연령, 유전성도 술의 유해한 영향에 얼마나 쉽게 노출되는가를 가늠하는 데 고려해야 할 변수들이다. 다만 유전자와 술에서는 희소식이 있다. 알코올 중독은 유전되는 질병이 아니다. 비록 현실은 좀 그렇게 보일 때가 많지만 말이다. 행동 유형, 특히 중독 행동과 관련되어 있는 유전자들이 있기는 하다. 구체적으로, 아버지가 알코올 의존증이면 아들도 그렇게 될 확률이 높다. 그렇지만 알코올 중독자의 자녀들은 자기 결심으로 술을 멀리하는 경우가 많다. 본인이 부모의 행동이 낳은 지독한 결과를 뼈저리게 잘 알기 때문에 술을 입에도 대지 않는다. 그리고 건강을 생각해서도 그렇다! 술은 적당히 마시자.

음주량을 제한하라

본인이 알코올 중독이라는 자각 없이 그저 술자리가 즐겁다는 이유로 혹은 그냥 습관적으로 술에 삶을 잠식당하는 사람들이 많다. 잠식은 가랑비에 옷 젖듯 이루어진다. 그렇게 자기 자신을 돌아볼 겨를도 없이, 술자리를 즐기던 자각 없는 알코올 중독자들이 결국은 빼도 박도 못할 중증 알코올 중독자가 된다. 자각이 중요하다. 일단 정신을 차려야 그다음에 행동을 취할 수 있다. 그리고 행동이란 꼭 해야만 하는 사소한 일, 지켜야 할 자잘한 습관, 스스로 던져 봐야 할 질문들을 뜻한다. 작은 것들을 가벼이 여기지 말라. 참 대수롭지 않아 보이는 것들이 커다란 구원이 된다!

　　여러분이 자꾸 술을 마시게 되는 이유들을 생각해 보았는가? 일과 관련된 스트레스, 수줍음을 극복하고 싶은 의지, 그 밖에도 온갖 핑계들(타당성을 따져 봐야 할 이유들)이 있을 것이다. 일단 그 핑계들을 확인하면 술을 찾고 싶어지는 상황을 철저히 회피하는 데 도움이 된다. 마찬가지 맥락에서, 여러분은 술을 줄여야만 하는 (타당한) 이유들도 떠올려 볼 수 있겠다. 금주의 빤한 이점들 말고도 건강과 행복에 미치는 긍정적 영향들을 잘 생각해 보라. 술을 끊는 과정이 효율적으로 진행되려면 반드시 이러한 고민과 성찰을 거쳐야 한다.

여러분은 무엇을 바라는가? 좀 더 기운차게 살고 싶은가? 발작적 분노를 잘 다스리고 싶은가? 타인과의 관계를 개선하고 싶은가? 잠을 푹 자고 싶은가? 피부를 아름답게 지키고 싶은가? 좋은 본보기를 보이고 싶은가? 저마다 자기 생활 양식에 따라서 이러한 질문들에 대답할 수 있다. 정말로 진지하게 시간을 들여 스스로에게 묻기만 한다면……. 일상 속에서 술을 즐기되 술의 노예가 되지는 않는 이들의 〈팁〉도 우리에게 시사하는 바가 있다.

왜 〈슬로 드링킹slow drinking〉을 시험해 보지 않는가? 구체적으로 팁을 주자면, 홀짝홀짝 마시고 매번 잔을 탁자에 내려놓기 바란다. 그렇다, 완전히 내려놓아라! 바보같이 보일지 모르지만 잔에서 손을 떼는 것만으로도 술을 마시는 몸짓의 빈도는 확실히 줄어든다. 그리고 잔이 천천히 빈다면 혈중 알코올 수치도 천천히 높아진다. 명백한 데다 어찌 보면 좀 유치한 제한이라고? 맞다, 그런데 효과가 있다. 저쪽에서 술을 권했는데 당신 잔이 아직 가득 차 있으면 그다음부터도 자기 페이스대로 천천히 마시기가 수월하다. 술을 마실 때에는 느긋하게 맛을 음미하고 그 즐거움을 쭉 끌고 가라. 홀짝홀짝 마시고 한 모금 한 모금을 입에 오래 머금고 만끽하라. 술맛 감별을 업으로 삼는 소믈리에들을 본보기로 삼아 보자. 소믈리에들은 진심으로 술을 사랑하고 술맛을 제대로 본다!

여러분은 그 밖에도 여러모로 도전을 꾀할 수 있다. 만약 습관적으로 매일 술을 마신다면 일주일에 하루, 그다음에는 이틀만 금주를 하는 거다. 이틀을 참았다가 셋째 날 마시는 술은 더 달게 느껴지고, 실제로 한 모금 한 모금을 음미하게 된다. 그렇지만 24시간 혹은 48시간 동안의 금주를 보상한답시고 다른 날의 음주량을 확 늘려서는 안 된다. 본인이 할 수 있는 범위 내에서 술을 마시는 시각을 최대한 미뤄 보라. 일례로 점심에는 특히 무더운 날에는 술을 곁들이지 않도록 한다. 술이 탈수 작용을 한다는 점을 잊지 마라. 또한 술자리에서 여러 가지 술을 섞어 마시지 말라. 프랑스인들은 보통 식전주로 시작해서 백포도주, 적포도주, 식후주 순서로 주종을 바꿔 가면서 마시지만 그런 통념에 얽매이지 말라. 한 가지 술을 선택해서 처음부터 끝까지 그 술만 마시는 편이 훨씬 낫다.

음주 계획을 세워라. 오늘 술 마실 일이 있다면 절대로 몇 잔 이상은 마시지 않겠다고 미리 속으로 정해 두는 거다. 네 잔을 넘기지 않는 것이 이상적이다. 물론 네 잔 이하로 마셨어도 운전은 절대 안 된다! 마지막으로, 술을 줄이기로 결심했으면 주변에 알려라! 친구와 가족, 학교나 직장 사람들에게 금주 결심을 알려 두자. 그 결심을 지킬 수 있도록 도와 달라고 솔직하게 부탁을 하라. 그리고 그들이 당신이 술을 좀 많이 마셨다고 지적하거나 해도 기분 나쁘게 받아들이지 말라. 당신을 좋아하니까 그렇게 말해 주는 거다.

문제는 한 잔 더

아무리 술을 마셔도 〈베이살지아veisalgia〉를 모른다고 자랑할
수 있는 사람이 있을까? 〈베이살지아〉는 숙취를 뜻하는 의학
전문 용어다. 자, 그런 사람 있는가? 별로 없을 것이다. 물론 나도
별수 없다. 그 말인즉슨, 음······ 술을 절제해 마신다는 사람도
흥겨운 술자리에서 샴페인 석 잔, 포도주 두 잔은 기본으로 마시게
된다. 그리고 다음 날 일어나서 머리가 깨질 것 같은 두통에
시달린다. 핵심은 이거다. 숙취로 뻗는 일이 너무 자주 있어선 안
된다는······.

　　과음을 완전히 피할 수 없다면 다음 날 기운을 차리는 데
도움이 되는 몇 가지 팁도 알아 두라. 정신이 몽롱한가? 구역질이
나는가? 입이 자꾸 마른가? 머리가 북처럼 울린다고? 죽고 싶을
만큼 힘든가? 일단 물부터 마셔라. 수분 섭취가 관건이다. 술을
마시면 신장이 혹사당한다. 신장이 알코올을 제거하려면 물이
필요하다. 그 물은 어디서 구하겠는가? 샘에서 퍼오는 게 아니라
여러분 신체 내에서 끌어다 쓴다. 따라서 술을 많이 마시면 탈수
현상이 일어난다. 그래서 과음을 한 다음에는 평소보다 물을 더
많이 마셔 줘야 한다. 수돗물이든 생수든 컨디션을 회복하는
데에는 물이 최고다.

　　음주 중에도 술을 두 잔 마시면 물을 한 잔 마시는 습관을

들이자. 물 이외의 다른 음료는 상황을 악화시킬 뿐이다. 커피는
이뇨 작용으로 탈수를 더 심화시키고 심장 박동을 재촉한다.
오렌지주스나 자몽주스는 신맛 때문에 피폐해진 위장이
받아들이기에 무리가 있다. 그다음에는 음식을 챙겨 먹어라!
그렇다, 먹어야 한다! 파티를 즐기고 난 다음 날 아침에는 도저히
뭘 먹을 수 있을 것 같지가 않다. 하지만 실수하는 거다. 먹고
기운을 차려야 한다. 하지만 전날 거리낌 없이 집어 먹은 술안주나
생크림 케이크를 무시해도 된다는 뜻은 아니다! 지방 섭취를
삼가고 익힌 채소 중심으로 먹는다. 그래야 혹사당한 간과 위장이
조금 쉴 수 있다.

　　혹은 반드시 통하는 조상들의 지혜를 알아 두라. 이 방법은
백이면 백, 틀림없이 효과가 있고 완벽하게 검증되었다(게다가
돈도 들지 않는다). 숙취에 시달리지 않는 가장 확실한 방법, 그건
바로 그 지경이 될 때까지 술을 마시지 않는 거다. 어떻게? 술잔을
급히 들이켜지 말고 천천히 속도를 조절해야 한다. 여러분 하기
나름이다.

냉장고는 세균 공장

냉장고 없이 살 수 있을까? 아니, 아무래도 힘들다. 냉장고는 말 그대로 살림살이의 일부, 우리네 생활 방식에서 빠질 수 없는 물건이 되었다. 하지만 여러분은 냉장고를 제대로 사용하고 있다고 확신하는가? 냉장고를 잘 관리함으로써 간접적으로는 여러분 자신도 관리하고 있는가? 나는 여러분에게 설명을 할 의무가 있다. 냉장고에는 조만간 여러분의 몸으로 들어가 몸의 일부가 될 온갖 식재료들이 들어 있다. 식품의 보관과 관리에는 주의를 기울여야 한다. 관리가 되지 않은 냉장고는 세균 공장으로 둔갑한다.

혹자는 세균이 어떻게 추운 곳에서 살아남느냐고 반박할지도 모르겠다. 착각하지 마라! 박테리아는 작지만 철통 같은 팔로 대책을 세우고 꽤 낮은 온도에도 적응한다. 그렇기 때문에 여러분의 냉장고를 한 달에 두 번은 청소할 필요가 있다. 최소한 한 달에 두 번이다. 세제나 표백제를 쓸 필요는 없다. 자칫 식재료에 세제 향이 묻어날 수가 있기 때문이다. 물에다가 알코올 식초를 타서 행주에 묻혀 쓰면 된다. 그다음에는 물기를 제거하기 위해 다시 한번 마른 행주로 닦아 낸다. 그리고 식재료를 다시 넣어 준다. 평소에 한 번 개봉해서 쓰고 남은 식재료를 다시 잘 싸두는 것도 잊지 말자. 냉장고 관리도 일이다!

실내 공기를 깨끗하게

자기 집 인테리어가 싫지 않다면 여러분은 잘하고 있는 거다. 여러분의 이미지에 걸맞게 구축한 쾌적한 환경과 여러분이 기분 좋게 지낼 수 있는 공간에서 사는 것은 매우 중요하다. 외출을 피하게 되는 겨울철에는 주거의 중요성이 한층 더 높아진다. 집에 머무는 시간이 많을수록 집 안 공기를 깨끗하게 관리해야 한다. 습기, 곰팡이, 온갖 종류의 인테리어 내장재에 포함된 성분, 취사나 난방 기구에서 배출되는 연기는 우리에게 알레르기, 염증, 두통을 유발한다.

맨 먼저 해야 할 일은 실내 환기다. 비가 오든, 바람이 불든, 눈이 오든, 햇볕이 쨍쨍하든, 창문을 모두 열고 실내 공기를 바꿔 주는 이 사소한 몸짓을 빼먹어선 안 된다. 환기는 몇 분으로 충분하지만 결국 여러분의 폐로 들어가게 될 공기의 오염도를 낮춰 주는 중요한 역할을 한다. 조금 더 나아가 에센셜 오일을 활용할 수도 있겠다. 에센셜 오일은 다소 조심해서 다뤄야 하므로 인터넷보다는 아로마 테라피 전문가가 상주하는 전문 상점에서 구입하기 바란다. 라벤더, 로즈메리, 유칼립투스, 타임, 자몽, 솔잎 등의 에센셜 오일은 실내 공기를 정화하고 향기롭게 한다. 이러한 오일들의 항바이러스와 항박테리아 효능을 계절에 맞게 잘 이용하면 좋다. 에센셜 오일은 여러분이 숨을 더 잘 쉴 수 있게 도와준다. 오일을 가열하지 말고 의료용 분무기를 이용해서 침실에는 15분, 거실에는 30분 정도 분사한다.

향초를 피우면 가스가 많이 배출되어서 공기를 정화하는 효과보다 오염시키는 효과가 더 크기 때문에 분무기를 쓸 것을 추천한다. 생활에 거치적거리는 자질구레한 냄새들을 없애는 데 제 몫을 톡톡히 하는 우군도 있다. 탄산수소 나트륨, 일명 베이킹 소다가 그 우군이다. 작은 잔 하나에 두 스푼 비율로 희석해서 그냥 놓아 주기만 해도 기분 나쁜 잡냄새를 빨아들인다.

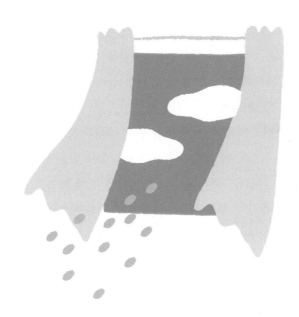

〈깨끗한 손〉 캠페인

세상에서 이보다 쉽고 빤한 일도 없다. 그렇지만 95퍼센트는
제대로 하지 않거나 아예 하지 않는다. 그렇다, 95퍼센트다! 그
일이 무엇이냐고? 조심해라, 놀라서 뒤로 나자빠질지 모르니. 전체
인구의 95퍼센트는 바르게 손 씻는 법을 모른다! 자, 그렇다면
손을 씻는 기술이 따로 있다는 걸까? 비누칠하는 기술이라든가?
손을 비비는 방법? 그런 방법을 10명 중 9명은 모른다고?
사실이다. 미시건 대학교 연구자들이 진지하게 연구해 보고 내린
결론으로는 그렇다. 말이 나온 김에 덧붙이자면, 여성들보다
남성들의 문제가 심각하다. 알다시피 미국인들은 똑같은 얘기도
좀 더 극적으로 과장하는 경향이 있다. 더럭 겁을 주는 경고도
좋지만 조언은 더 좋다.

　자, 그럼 한번 살펴볼까. 손에 물을 묻히는 것과 손을 씻는
것은 다르다. 비누칠도 반드시 해야 한다. 비누칠도 대충 하면
안 된다. 완벽한 청결을 꾀한다면 비누칠에만 최소한 20초를
들여야 한다. 더욱이 손 씻기는 〈손만〉 씻으면 되는 게 아니다.
손목도 염두에 두어야 한다. 세균의 흔적을 뿌리 뽑으려면 이것이
필요 불가결한 조건이다. 그리고 정확하게 씻어야 한다. 손가락
사이사이도 문질러 주고 손바닥도 꼼꼼히 씻는다. 이렇게 수고를
들이면 손 구석구석에 숨기 좋아하는 세균들도 털어 내게 될

것이다. 마지막으로, 하루에도 몇 번씩 손을 씻어야 할 이유가 충분하다는 것을 알아 두라. 특히 하루 일과를 마치고 잔뜩 풀어져서 만사가 귀찮은 저녁 시간에도 손 씻기를 게을리하지 말자. 화장실을 다녀온 후에는 당연히 씻어야 하고(굳이 이런 얘기를 해서 미안하지만 아직도 당연한 일을 당연히 하지 않는 사람들이 많다), 대중 교통수단을 이용한 후, 코를 푼 후, 문고리, 휴대 전화, 운전대를 웬만큼 붙잡고 난 후, 그리고 요리하기 전과 식사하기 전에도 씻어야 한다.

다들 이해하겠지만 단순히 손의 청결 여부가 문제가 아니다. 우리는 모두 눈, 코, 입처럼 바이러스가 침입하기 좋은 경로들을 손으로 만지는 습관이 있다. 위생 수칙은 바이러스와 감염 확산을 제한하거나 피하는 데 큰 도움이 되는데, 특히 겨울철이 그렇다. 게다가 손 씻기는 감기 예방의 중요한 수단이다. 이 조언은 여러분은 물론 여러분 주위의 어린아이들과 직결되어 있다. 특히 만 6세 이전 아동은 면역계가 충분히 성숙되어 있지 않기 때문에 바이러스 감염에 취약하다.

임신 중이라면 카페인은 조금만

커피를 싫어하는 사람은 별로 없다. 모두들 꼬박꼬박 커피를
챙긴다. 나도 이해한다. 커피란 참 좋으니까. 하지만 여러분이
임신을 했다면 이제 임신부로의 생활에 적응을 해야 한다.
희소식이 하나 있다. 흔히 생각하는 바와 달리, 커피를 완전히
끊을 필요는 없다. 지나치지만 않으면 된다. 하루 두 잔,
최대치로는 석 잔까지 괜찮다. 난 그렇게 깐깐한 사람 아니다.
설명이 필요한가? 간단하다. 커피에는 카페인이 들어 있다.
카페인은 (중추 신경) 흥분제다. 그런데 임신부에게 가장 필요한
것은 안정이다. 하지만 이 이유가 전부는 아니다.

　　프랑스 국립 보건 연구소의 연구진은 쥐에게 카페인을
투여하는 실험을 했다. 실험 결과, 카페인이 미키 마우스와 미니
마우스의 태아 성장에 유해한 영향을 미친다는 것을 알 수 있었다.
좋은 소식인지 나쁜 소식인지 모르지만 카페인과 간질 발작
사이에 연관 관계가 있다. 물론 인간과 쥐가 다르다는 사실을
나도 모르지 않는다. 더구나 여성을! 새로운 생명을 준비하기에
더욱더 고귀한 여성을 쥐에 비교하다니! 음, 그렇지만 말이다…….
설치류에게 적합하지 않은 것은 인간에게도 적합하지 않을
확률이 꽤 높다. 어디까지나 조심해서 나쁠 건 없지 않은가.

　　마지막으로 하나 더, 커피 자체보다는 카페인이 문제시되는데

꼭 커피에만 카페인이 든 것은 아니다. 홍차에도 카페인은 있다.
따라서 카페인이 있는 차 종류도 하루 두 잔으로 제한하기 바란다.
그리고 〈코카〉로 시작해서 〈콜라〉로 끝나는 저 유명한 갈색
음료를 비롯해서 상당수 탄산음료에도 카페인은 들어 있다.
그러나 탄산음료도 너무 많이 마시지 않도록 주의하자. 더욱이
탄산음료는 여러분의 몸매 관리에도 해롭다. 임신부라면 그런
음료를 먹지 않아도 착실하게 배가 나올 터이니…….

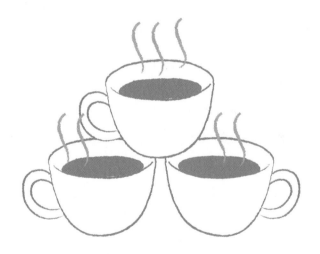

수분 크림의 가격에 현혹되지 마라

비바람이 몰아치는 날, 우리는 으레 모자와 스카프를 챙기고
옷을 몇 겹으로 든든하게 입는다. 그렇지만 얼굴은 찬바람에
노출할 수밖에 없다. 그렇기 때문에 얼굴을 보호하고 피부를
관리해 주어야 한다. 어떻게 하느냐고? 이렇게 하는 거다…….
일단 얼굴을 깨끗하게 씻는다. 그러나 얼굴 살갗에 무리하게
자극을 주어서는 안 된다. 아침저녁으로 수돗물보다는 온천수로
마무리하라. 수돗물은 피부를 건조하게 하는 경향이 있기
때문이다. 그다음에 자기에게 잘 맞는 수분 크림을 듬뿍 발라준다.

아침 외출 전이나 잠자리에 들기 전에, 수분 크림으로 얼굴에
탄력을 되돌려 주자. 목에도 듬뿍 발라 주자. 수분 크림을 보충해
주는 〈광채〉 크림이나 세럼 제형 제품들도 빼먹지 말자. 이런
제품들은 외부 자극으로 인한 홍조를 옅게 해준다. 마지막으로,
입술을 챙기자! 비타민 A와 E, 카카오 버터, 시어 버터, 혹은 그
밖의 천연 원료로 만든 립밤 제품은 종류가 너무 많아서 고르기가
힘들 정도다. 작은 튜브나 스틱 형태 제품을 가지고 다니면서
하루에도 몇 번씩 발라 준다. 입술은 우리 몸에서 가장 많이
노출되는 데다가 피부가 얇아서 궂은 날씨에 트고 찢어지기
십상이다.

사실 피부에 늘 수분을 공급해야 한다는 사실을 잘 아는

독자들은 이런 얘기를 굳이 왜 하나 싶을 것이다. 특히 여성들은 이 정도 기초 관리는 이미 이골이 나도록 해왔을 것이다. 수분 크림은 화장품의 여왕이다. 대략 2,000만 명의 프랑스인이 매일 얼굴과 몸에 크림을 바른다고 한다. 첫 번째로 짚고 넘어갈 점, 2,000만 명도 나쁘지 않다. 그 정도면 이미 상당한 수치다. 그렇지만 프랑스 인구가 6,500만 명이라는 점을 감안하면 우리에겐 아직도 발전의 여지가 많이 남았다. 그 여지를 두고, 하나 더 지적하고 싶다. 여러분은 속고 있다! 그렇다, 수분 크림이 비쌀수록 효과가 좋다고 생각한다면 여러분은 보기 좋게 속은 셈이다! 거짓부렁이다! 사기다! 심지어 정반대의 결과도 드물지 않다.

설명을 해보겠다. 크림은 종류도 다양하고 가격대도 다양하다. 단돈 3유로짜리도 있고, 20유로쯤 지불해야 하는 것도 있고, 50유로를 가뿐하게 넘는 크림도 있다. 형편이 괜찮은 사람들은 비싼 크림을 거리낌 없이 구입한다. 돈이 많지 않은 사람들도 〈5유로도 안 되는 크림이 무슨 효과가 있겠어〉라는 생각으로 조금 더 비싼 중간 가격대 제품을 고른다. 대중의 무의식에는 〈비쌀수록 효과가 좋다〉라는 논리가 작용하기 때문이다. 쓸데없는 생각이다. 나는 여기서 속 시원하게 말하련다!

수많은 화장품 연구소가 수시로 샘플 테스트를 실시하고 제품을 바르기 전후의 피부 수분도를 비교한다. 이러한 기술을 코네오메트리cornéométrie라고 한다. 코네오메트리로 우리는 제품 성능을 측정할 수 있다. 그리고 연구소들은 수시로 늘 동일한 결론에 도달한다. 수분 크림의 가격은 천차만별이지만 수분 공급이라는 기능에는 차이가 없다. 이 기이한 현상을 이해하려면 제품의 전 성분이 기재되어 있는 포장지를 잘 들여다보아야 한다. 비싼 제품에는 수분 공급 성분들과 그럴싸한 식물성 원료들이 잔뜩 기재되어 있으므로 여러분은 쉽게 지갑을 연다. 그렇지만 성분이 여러 가지 들어갔다고 효과가 좋은 게 아니다. 그래서 나는 글리세린과 판테놀 등의 유효 성분이 충분히 들어 있는 저렴한 수분 크림이면 충분하다고 강조한다.

이 점을 각별히 기억하라. 수분 크림에 한해서는, 최고의 제품을 찾으려는 생각만큼 어리석은 것이 없다. 저렴한 제품은 대개 가짓수는 적지만 효과가 잘 알려진 유효 성분들로 이루어져 있다. 나머지 제품들은 여러분에게 꿈이나 브랜드의 명성과 이미지 그리고 근사한 포장과 함께 다소 미심쩍을 수도 있는 효과를 마음껏 팔아 치운다. 크림의 효과는 지속성을 고려해야 한다는 특성이 있다. 아침에 기껏 수분 크림을 챙겨 발라도 두 시간 후에 수분 효과는 사라지고 얼굴이 땅긴다면 무슨 소용이 있겠는가. 좋은 크림은 최소한 네 시간은 효과가 지속되어야 한다. 그런데 연구소의 블라인드 테스트에서 저렴한 제품들은 대부분 고급 브랜드 제품들보다 지속성이 훌륭했다. 가격 차이는 제조업자와 유통업자가 거둬들이는 이윤 차이 그리고 잡지나 텔레비전에서 우리 눈을 황홀하게 사로잡는 광고에 들이는 비용 차이일 뿐이다.

손톱을 튼튼하게!

여러분은 아마 눈치채지 못했겠지만 계절의 변화는 여러분의 손톱에도 나타난다. 그렇다, 손톱 말이다! 나는 손톱이 약해지는 이유에 대해서만도 몇 시간이고 떠들 수 있다. 그렇지만 나는 효율성과 실리적 조언을 더 중시하는 사람이다. 가령, 여러분은 몇 가지 간단한 조치로 (손톱에 바르는 특정 제품을 쓰지 않고도) 손톱이 부러지지 않게 관리할 수 있다. 이러한 팁은 여성뿐만 아니라 남성에게도 도움이 되리라. 남성도 튼튼한 손톱을 가질 권리가 있다. 게다가 남자의 손을 맨 먼저 본다는 여자들이 꽤 있다는 것을 잊어선 안 된다.

1단계, 오일을 준비하라. 올리브 오일이나 아몬드 오일 중에서 마음에 맞는 것을 택한다. 여기에 레몬즙을 몇 방울 떨어뜨린다. 레몬즙이 손톱을 희고 깨끗하게 만들어 준다. 오일에 손끝만 담그고 15분 정도 방치한다. 손톱에 윤기가 나고 훨씬 더 튼튼해져 있을 것이다. 2단계, 수분 공급으로 넘어가자. 핸드크림을 발라 준다. 크림이 충분히 스며들 때까지 오랫동안 문질러 준다. 이렇게 하면 큐티클이 부드러워지는 효과도 있다. 큐티클이란 손톱 뿌리 쪽에 얇게 올라와 있는 피부 층을 가리킨다. 다음은? 잠자리에 들라! 밤새 오일과 핸드크림의 효과가 나타나도록 내버려 두면 된다.

핸드크림이 없으면 평소 미용 목적으로 사용하는 아르간 오일이나 코코넛 오일을 바르고 자도 좋은 효과를 볼 수 있다. 여러분은 이 간단한 관리의 효과를 찬양하게 될 것이다. 일주일에 한 번만 관리하면 충분하다. 좀 더 집중적 관리가 필요한 경우라면 한 달간 맥주 효모를 복용해 보라. 맥주 효모는 천연 강장제라고 할 수 있는데 손톱과 모발에 특히 좋다. 그러니까 효과를 보고 싶다면⋯⋯.

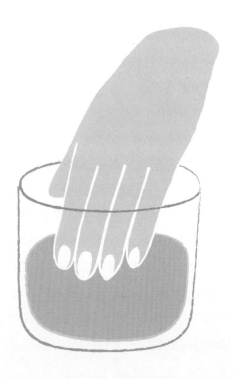

바른 자세로 허리를 지키자

눈치챘는가? 요통은 수시로 잡지의 특집 주제로 다루어진다.
이유가 있다. 그러면 잡지가 팔리니까! 자, 여러분 생각에는
왜 팔리는 것 같은가? 허리가 아프지 않은 사람이 별로 없기
때문이다! 고질적으로든 일시적으로든 허리가 아프다는 사람은
참 많다. 나는 범인을 알고 있다. 그놈이 나 또한 못살게 굴 때가
있기 때문에 아주 잘 알고 있다. 범인은 〈구부정한 자세〉다.
그렇다, 허리가 구부러지는 자세는 — 우리는 그렇게 웅크리고서
쉰다고 생각하지만 — 계속 힘이 들어간다. 몸에 힘을 빼고 편안한
자세를 취한 것 같지만 실상은 이를 악물고 있는 셈이다. 이때
피를 보는 것은? 허리다!

　　그런데 허리를 구부린 자세는 언제 어느 때나 우리를 노리는
재앙이요 골칫거리다. 특히 의자에 앉을 때 허리를 곧게 펴고
있기란 쉽지 않다. 하지만 우리는 낮 시간의 대부분을 앉아서
지낸다. 그러므로 바른 자세로 앉는 습관은 꼭 필요하다. 일단
다음 사항들부터 챙기자. 너무 오래 앉아 있으면 안 된다(시간을
제한하든가, 앉아 지내는 시간을 몇 차례로 분할한다). 장시간
앉은 자세를 고수해야만 한다면 바른 자세가 더 중요하다. 또한
부동자세로 오래 있으면 안 된다.

　　그러면 여러분은 이렇게 질문하리라. 〈아니, 그 올바른

자세가 어떤 건데요?〉 좋은 질문이다. 어디 보자. 책상 앞에서
바른 자세로 앉아 있으려면, 의자에 등받이가 있어야 하고
엉덩이를 의자 깊숙이 딱 붙여야 한다, 키보드와 모니터가 정면에
위치해야만 척추 옆굽음증(척추 측만증)을 피할 수 있다, 팔꿈치
아랫부분이 책상 위에 놓여야만 팔의 무게가 허리에 실리지
않는다, 마우스는 가급적 가까이 두어야 마우스를 찾아 팔을
뻗느라 허리에 무리가 가는 일이 없다, 컴퓨터 모니터는 눈높이
정도에 50센티미터 거리를 두고 위치해야 한다. 이제 좀 더
자세하게 들어가 보자……. 컴퓨터로 일하는 사람은 종종 너무
작은 글자를 읽느라 힘이 들 때가 있다. 글자 크기를 키워라. 어떤
경우에도 글자를 읽겠다고 얼굴을 모니터 가까이 들이밀어서는
안 된다. 그러면 자동적으로 허리가 앞으로 구부정해진다.

그리고 앞에서 누누이 강조했듯이 허리의 모든 문제는
구부정한 자세에서 시작된다. 자세에 민감한 사람들에게는 요추
형태를 고려해서 엉덩이를 딱 붙일 수 있게 설계된 인체 공학
의자도 좋은 선택이 될 수 있다. 나의 사소한 비결 한 가지를
전수하자면, 나는 컴퓨터로 작업을 할 때 의자에 스위스 볼®
방석을 깔고 앉는다. 바람을 넣을 수 있는 지름 70센티미터 정도의
이 특수 방석은 일부 헬스클럽이나 운동용품점, 대형 마트 등에서
구입 가능하다. 이런 도구를 사용함으로써 몸속에 숨어 있는
근육들을 은연 중에 단련할 수 있다.

* Swiss ball. 고무 재질로 되어 부풀릴 수
있게 한 운동 기구.

허리는 운동을 필요로 한다

운동은 요통을 방지하는 가장 확실한 방법이다. 운동은 근력을 강화함으로써 요추에 무리가 덜 가게 해준다. 무슨 운동을 하든 신체의 여러 근육의 노력들이 연합하여 여러분이 원하는 결과를 얻을 수 있다. 이렇게 다양한 신체 활동들이 몸 전체의 근력을 끌어올린다. 근력이 개선되면 몸을 쓰는 데 힘이 덜 들고 바른 자세를 유지하기도 수월해진다. 자칫 허리가 삐끗하는 사고들도 예방할 수 있다. 허리에 신경 써야 하는 사람들에게 최고로 좋은 운동은 수영이다. 수영은 허리 근육을 확실히 강화한다. 헤엄을 칠 때 우리 몸은 물에 뜬다. 따라서 중력이 척추에 미치는 부담과 충격이 없다.

그렇지만 영법을 잘 택해야 한다. 접영은 피해라. 접영은 척추에 압박을 심하게 가하는 영법이다(마찬가지 맥락에서, 여러분이 아직 수영을 배우지 않았다면 접영으로 시작하지는 말라). 나는 평영을 추천한다. 하지만 평영에서도 특히 권장할 만한 자세가 있다. 그건 바로 얼굴을 물에 담그고 하는 평영이다. 팔 동작을 할 때마다 얼굴을 물에 처박고 있지 않으면 허리가 구부러질 수밖에 없다. 자유형 크롤 영법도 좋다. 단, 좌우로 번갈아 가면서 고개를 틀어 숨을 쉬어 준다. 고개를 계속 한쪽으로만 틀면 몸이 〈비대칭적으로〉 삐뚤어질 수도 있다.

그러한 결과는 누구도 바라지 않을 것이다. 그다음에 배영으로
하는 크롤이 있다. 요통을 극복하기에는 아주 이상적이다!
배우기가 조금 까다롭지만 얼굴을 물에 처박기 싫어하는
사람들에게는 괜찮은 선택이다.

여기까지 읽은 독자들의 볼멘소리가 내 귀에 들리는 것
같다. 난 물을 싫어한다, 수영할 줄 모른다, 집 근처에 수영장이
없다……. 그래, 좋다, 이해한다. 나는 다른 운동들도 소개할
수 있다. 실내 사이클로도 허리 근육을 단련시킬 수 있다는
것 아는가? 집에서 규칙적으로 아령 운동을 하면 허리가
튼튼해진다는 건 아는가? 심지어 요가를 해도 허리 근육이
강화된다는 것은? 걷기 운동도 효과가 있는데? 간단히 말해,
여러분은 이제 변명을 할 수가 없다! 움직여라! 자기에게 맞는
운동을 하라! 여러분이 좋아하고, 여러분이 매력을 느끼는 바로 그
운동을 하라! 어쨌든 움직여라! 스트레칭을 하고 몸을 유연하게
하라. 텃밭을 가꾸고 장을 보러 갈 때에도 차를 몰고 가기보다는
걸어가라. 기억하라, 가만히 있는 게 허리에는 제일 나쁘다.

허리를 망치는 사소한 습관

일상의 오만 가지 상황들이 아주 오랜 세월에 걸쳐 우리를 우리도 모르는 사이에 시련에 몰아넣는다. 그러다가 어느 날 갑자기 우지끈하고 허리가 끊어질 것처럼 아프다. 여러분도 예방이 치료보다 낫다는 말은 익히 들어 보았을 것이다. 바꾸어 말하자면, 가급적 일찍부터 좋은 습관을 들이라는 얘기다. 너무 늦은 후에 한바탕 넋두리를 할 것이 아니라 지금부터 아예 몸에 익혀 자동적으로 그런 자세가 나오게 하라.

자동차의 예를 들겠다. 차 안에서만 몇 시간을 보내야 할 때가 있다. 이 시간이 짜증나고 심하게 스트레스가 될 수도 있다. 그래서 조금이라도 편하게 가야 한다는 생각에 등받이를 뒤로 젖히곤 한다. 실수하는 거다! 자동차에서는 허리를 똑바로 펴고 앉아야 한다. 운전석 등받이는 반드시 세워야 하고 운전대가 너무 멀어서는 안 된다. 등받이에 상체를 딱 붙이는 바른 자세로 운전해야만 한다. 허리를 잘 지탱하기 위해서 작은 방석 따위를 받쳐도 좋다. 운전석이 너무 딱딱하면 차체의 진동이나 충격이 척추에 전달된다. 쿠션을 받치고 운전하는 게 모양은 좀 빠질지 모르지만 여러분 허리에는 꽤 도움이 된다.

역설적으로 해변에 널브러져 휴식을 취하는 자세가 허리에는 독이 되기도 한다! 여러분이 틈날 때마다 처박혀 지내기를 좋아하는 푹신푹신한 소파 얘기부터 해볼까. 그런 소파는 가격도 눈알이 튀어나올 만큼 비싸지만 그 밖에도 또 다른 문제를 여러분에게 끼칠 수 있다! 그런 소파에 앉으면 다리를 쭉 뻗거나 야트막한 탁자 위에 다리를 올려놓게 될 확률이 아주 크다. 이때 여러분은 휴식을 취한다고 생각하지만 실상은 내일의 통증을 차곡차곡 쌓아 두는 셈이다. 그런 자세는 척추가 신경을 압박할 위험이 있다. 이는 결국 근육 경련이나 조직 염증으로 나타난다. 기억하라, 허리 아래쪽을 구부리는 자세는 무조건 나쁘다는 것을! 그러니까 거실 소파에서 쉬고 싶다면 허리 아래에 쿠션 하나를 목 뒤에 또 하나 그리고 독서를 하거나 노트북으로 웹 서핑을 한다면 무릎 위에도 쿠션을 하나 받쳐라.

전반적으로 척추를 똑바로 편 자세가 가장 중요하다. 그렇지만 우리는 무거운 물건을 들어 올리거나 뭔가를 줍기 위해서 상체를 숙일 때 당장의 편리함에 눈이 멀어 이 점을 자주 잊는다. 그러면 안 된다! 늘 등이 똑바로 펴져야 한다! 무거운 물건을 들 때 등이 똑바로 펴져 있으면 척추 사이사이의 추간판, 즉 디스크들이 비교적 고르게 힘을 받는다. 추간판은 단단한 척추뼈 사이의 완충 장치 역할을 하는 원반형 조직이다. 허리를 잘 펴고 있으면 추간판은 힘을 세게 받아도 잘 견딘다. 그렇지만 허리가 구부러져 있으면 힘이 어떤 추간판 쪽으로 과도하게 쏠린다. 다른 추간판들이 받는 힘이 1이라면 그 추간판에는 5나 10의 힘이 집중되는 것이다. 이때 추간판은 압력이 없는 쪽으로 빠져 나가려는 경향이 있다.

여러분의 몸뚱이는 바보가 아니다. 몸은 추간판의 특정 부분이 심한 압력을 받으면 재빨리 알아챈다. 그리고 이 위험에 대한 반응으로 해당 부분을 수축시킨다. 그 결과는? 나쁜 자세로 힘을 쓸 때 허리 근육이 갑자기 수축되고 통증이 일어나는 것이다. 지금쯤 내 말이 좀 지겹게 느껴지는 사람들, 허리를 꼭 펴야 한다는 강박 관념 없이도 잘만 살아왔다고 생각하는 사람들이 있으리라. 실수하는 거다! 몸은 반드시 보상한다. 몸은 조절하고 지탱한다. 그렇지만 몸을 너무 막 굴리면 언젠가 작살난다.

일상생활 속의 허리 운동

요통을 덜어 주는 몇 가지 가벼운 운동이 있다. 이러한 운동은
허리를 곧추세우고 골반을 좌우로 부드럽게 풀어 준다. 우선
똑바로 서서 허리를 뒤로 젖힌다. 엉덩 관절이 앞을 향할 때
허리를 젖혀 엉덩 관절을 뒤로 보내 준다. 이 동작을 여러 번
반복하되 상체는 움직이지 않고 곧추세운 자세를 유지하도록
힘쓴다. 본인의 자세를 의식하는 훈련이 되면 척추 근육을 풀어 줄
때마다 본능적으로 엉덩이를 뒤로 빼게 될 것이다.

　　허리를 풀어 주고 싶다면 벽에 등을 붙이고 서서 팔을 위로
쭉 뻗어 보라. 발뒤꿈치를 땅에서 떼지 않고 자기 몸을 최대한
늘린다는 기분으로 자세를 취한다. 턱을 들지 않은 상태에서
고개를 최대한 높게 한다. 이 자세는 여러분의 등 근육을 곧게
펴주고 풀어 준다. 10초 정도 자세를 유지했다가 풀어 주면서
크게 심호흡을 한다. 복부와 등에 근육이 너무 없어도 허리 통증이
있을 수 있다. 그러므로 규칙적 운동으로 복부 근육을 강화하라.
등의 근력을 강화하는 근육 만들기 운동을 챙겨라. 특히, 엉덩이
근육과 좌골 근육(허벅지 뒤쪽 근육)을 소홀히 해서는 안 된다.
이런 근육들은 뻣뻣해졌다 싶을 때 즉시 조심스럽게 쭉 늘려 풀어
줘야 한다.

모니터와 눈물

기술 사회가 도래하면서 컴퓨터는 인간의 가장 좋은 친구가
되었다. 모니터 화면은 유용한 작업 도구이자 여가의 동반자로서
우리의 시선을 독차지한다. 컴퓨터로 뭔가를 보거나 글을 쓸 때면
우리는 모니터에서 눈을 떼기가 어렵다. 그 결과는? 평소보다
눈을 덜 깜박이게 된다. 그 결과의 결과는? 안구의 습윤 작용이
저해되어 우리 눈을 보호하는 눈물막이 말라 버린다. 이게 바로
안구 건조증이다. 그 결과의 결과의 결과는? 눈의 피로다. 눈이
침침하고 충혈되고…….

컴퓨터깨나 쓴다는 사람들에게 안구 건조증은 아주 흔하다.
안구 건조증을 해결하는 이상적 방법은 눈물을 많이 분비하는
것이다! 하지만 여러분의 근사한 미소를 잃고 수시로 훌쩍거릴
수는 없으니 이렇게 해보라. 눈이 빡빡할 때마다 힘주어 눈을
깜박인다. 딱히 눈이 피로하지 않더라도 그렇게 하라. 증상이
심하다면 인공 눈물의 도움을 받아도 좋겠다. 이 같은 실용적
팁들도 좋지만 눈물 생산에 지장이 없도록 음식물을 섭취하는
것 또한 중요하다. 오메가 3와 항산화 효능으로 소문난 식품들을
챙겨 먹어야 할 이유가 하나 더 늘었다. 마지막으로 컴퓨터나
휴대 전화를 들여다보는 시간을 줄이려고 노력해 보라. 알다시피,
쉽지는 않다. 그래도 시도조차 못할 이유는 없지 않은가!

안경은 좋은 걸 써라

황반 변성이라는 단어를 아는가? 백내장도 그렇지만, 여러분의 눈을 햇볕에서 보호하지 않으면 황반 변성이 여러분의 발목을 잡는다. 그러므로 안경과 선글라스는 잘 골라야 한다. 우선, 안경테를 보자. 안경알이 들어가는 테 부분이 눈썹 전체만큼 넓어서 충분히 시야가 넓게 나와야 한다. 또한 두툼한 안경다리는 옆에서 은근슬쩍 파고들어 오는 햇볕을 가리는 효과가 있다. 그다음은 렌즈다. 렌즈는 자외선을 확실히 차단해야 한다. 렌즈 재질은 폴리카보네이트(가장 효과가 좋은 재질)일 수도 있고 CR-39, 미네랄 글라스, 그 어떤 것이든 괜찮다! 핵심은 유럽 CE 인증 조건을 충족하느냐다.

그리고 하나 더, 렌즈가 맑고 투명할수록 눈부심을 막아 주는 효과는 떨어진다. 마지막으로, 클래스를 보라. 렌즈의 클래스란 망막에 도달하는 빛의 양을 결정하는 등급에 해당한다. 클래스는 0에서 4까지 있는데 안경을 맞추면서 이런 부분에 대한 설명을 꼭 들을 수 있어야 한다. 클래스 1? 안 된다! 클래스 2? 나쁘지 않지만 좋지도 않다. 클래스 3이 가장 추천할 만하고 널리 상용된다. 클래스 4는 주로 생후 6개월 이상의 어린아이들에게 처방되거나 빛에 심하게 노출되는 환경, 이를테면 등반용 선글라스 등으로 이용된다. 그렇지만 이런 선글라스를 운전할 때에도 쓰는 것은 위험하다.

선크림 똑똑하게 바르기

선크림 없이는 햇볕 아래 나가지 말라! 소중한 피부를 시험하지
말라! 일광 화상의 위험이 있다. 일광 화상을 입으면 피부가
화끈거리고 아프다. 그리고 무엇보다 일광 화상이 오랜 세월
반복되면 악성 흑색종이 나타날 수 있다. 악성 흑색종이란
피부암에 해당하는 전문 용어다. 물론, 여러분이 선탠을 하고
싶어 하는 줄은 나도 안다. 그것도 가급적 빨리, 살갗을 우아한
갈색으로 태우고 싶을 것이다. 그래서 자외선 차단 지수가 약한
선크림을 쓰면 어떨까 고민한다. 실수하는 거다! 자외선 차단
지수가 최소한 30은 되어야 한다. 선크림은 시간을 들여 꼼꼼하게,
피부에 충분히 스며들 수 있도록 발라야 한다.

꼭 야외 활동을 하지 않더라도 외출하기 전에 항상 집에서
선크림을 꼼꼼하게 바르는 〈의식〉을 치른다면 가장 이상적이다.
햇볕에 노출되는 부분은 전부 다, 발가락 사이까지 바른다. 밖에서
보내는 시간이 길 경우에는 수시로 덧발라 준다. 절대로 일광
화상을 입을 때까지 손 놓고 있으면 안 된다. 〈자외선 차단
제품〉을 보관하고 관리할 때에도 신경을 써야 한다. 이러한
제품들을 장시간 아무 생각 없이 햇볕에 방치해서는 안 된다.
야외에 자외선 차단 제품을 가지고 나갈 때에는 가방에 넣어서
그늘진 곳에 두자.

V자형 끈 슬리퍼

슬리퍼, 슬리퍼! 몇 년 전부터 흔히 〈조리〉라고 부르는 V자형 끈 달린 슬리퍼가 우리네 신발장과 기억 속에서 튀어나왔다. 그런데 이런 슬리퍼를 즐겨 신으면 자동적으로 발에는 악영향이 미친다. 먼저 발가락이 고달파진다. 발이 미끄러지지 않으려면 발가락이 슬리퍼에 〈힘껏 달라붙어〉 있어야 하기 때문이다. 이런 식으로 계속 발가락에 힘을 주어야 한다면 건염(腱炎), 즉 힘줄에 생기는 염증을 피할 수 없다. 그리고 이런 슬리퍼는 대개 밑창이 얇아도 너무 얇다. 그래서 한 발짝 한 발짝 뗄 때마다 그 충격이 다 발로 간다. 밑창이 얇은 신을 신고 장시간 행군을 하면 발뼈에 미세한 균열이 생길 수도 있다.

　　슬리퍼는 주로 맨발로 신는다. 그래서 온갖 박테리아가 들끓는 플라스틱 밑창과 발이 직접 닿는다. 게다가 이러한 물리적 마찰 때문에 발에 물집이 잡히기도 쉽다. 이러한 문제점들이 있다고는 하나 슬리퍼 좀 신고 다닌다고 인류가 멸망하지는 않는다. 다만, 꼭 슬리퍼를 신고 싶다면 좋은 제품을 고르자. 밑창이 막 접힐 정도로 흐물흐물하거나 너무 얇은 슬리퍼는 치워 버려라. 그러면서도 가죽이 딱딱하지 않고 충분히 부드러운지 살펴야 한다. 여름에 자주 신는 슬리퍼는 소모품이기 때문에 매년 새것을 구비해야 한다.

귀에 염증이 생기지 않도록!

의사들은 외이염(外耳炎)을 좋아한다는 짓궂은 농담이 있다. 의사들이 여름에는 주로 이 질병 치료로 먹고 산다나! 아, 여름에는 특히 귀에 염증이 생기기 쉽다. 날씨가 끝내주지만 놀러 가지도 못하고 병원 대기실을 찾는 귓병 환자들이 얼마나 많은지! 경험이 있는 사람들은 알 것이다. 귓병이 생기면 여름 휴가의 상당 부분을 날릴 수밖에 없다.

자, 그런데 외이염은 어떤 질병인가? 외이염의 원인은 물이다. 바닷물, 수영장 물, 욕조 물……. 여름은 물에 들어가는 일이 가장 많은 계절이다. 물이 외이도(귀의 바깥쪽 통로)에 들어가 쌓인다. 여기서 박테리아와 균류가 작당을 한다. 〈여기 좋은데?〉 이렇게 세균이 번식을 한다. 여러분은 혼쭐이 난다. 외이염인지 아닌지 잘 모르겠다고? 외이를 위로 잡아당겨 보라. 통증이 있는가? 그렇다면 외이염이다. 이제 당분간 수영은 금지다. 그 점은 의사를 찾아가 확인할 필요도 없다.

즐거운 휴가를 망치고 싶지 않다면 다음 조언을 새겨듣기 바란다. 첫째, 면봉을 바르게 사용하는 방법을 잘 모른다면 아예 쓰지 않는 편이 낫다. 특히 외이도에 면봉을 임의로 집어넣어서는 안 된다. 면봉이 귀지를 압축할 수도 있는데, 이 경우는 안 하느니만 못하다. 둘째, 수영을 하고 난 다음에는 고개를 좌측과

우측으로 기울이고 가볍게 털어 주라. 약간의 끈기와 행운에 힘입어 외이도에 고였던 물이 흘러나올 수도 있다. 외이도에 물이 너무 오래 차 있으면 〈귀마개〉를 한 것 같은 느낌이 들기도 한다. 우리의 귀지는 친수성이어서 물을 닿으면 부풀어 오른다. 그다음에는 깨끗한 손수건이나 휴지 끄트머리를 귓구멍에 넣어서 수분을 제거한다. 셋째, 수영을 즐기는 물은 최대한 깨끗해야 한다. 머리를 물속에 완전히 처박는 동작을 가급적 삼가라. 나도 안다. 아이들을 물놀이에 데려가서 머리를 물에 집어넣지 말라고 하는 것은 고양이에게 생선을 맡겨 놓고 풀만 먹으라고 하는 거나 마찬가지다. 이 경우, 최후의 비책을 쓰는 수밖에 없다(아이들뿐만 아니라 어른들에게도 유용하다). 바로 수영용 귀마개를 준비해 주는 것이다. 귀마개를 하면 (비교적) 걱정 없이 물놀이를 즐길 수 있다.

목과 가슴을 관리해 주자

데콜테décolleté는 숙녀 여러분에게 중요할 뿐더러 신사
여러분과도 결코 무관하지 않은 주제다. 여성이라면 목에서
어깨와 가슴으로 이어지는 이 부분에 꽤나 신경을 쓸 확률이 높다.
잘하고 있는 거다. 목과 그 주위 피부는 각별히 보호해야 하기
때문이다. 이 부분은 피지선이 발달하지 않은 데다가(피지 분비가
활발하지 않기 때문에 그만큼 건조해지기 쉽다) 피부가 무척 얇다.
그래서 이 부분은 노화가 빨리 오기 쉽다. 목둘레가 파인 옷도
많은데 솔직히 곤란하지 않겠는가……

따라서 데콜테 관리를 일종의 의식으로 삼아야 한다. 이
의식은 왈츠처럼 세 박자 리듬을 따른다. 첫째, 수분을 공급하라.
어쩌다 한 번이 아니라 매일매일! 수분 크림은 널려 있고 여러분은
크림을 듬뿍 발라 손바닥으로 부드럽게 마사지하기만 하면 된다.
아래에서 위로 둥글게 원을 그리는 느낌으로 문질러 주라. 하루
5분의 마사지로 콜라겐 생성을 촉진할 수 있다. 콜라겐이 풍부한
피부는 자연스러운 처짐 현상에 좀 더 잘 견딘다. 둘째, 스크럽을
한다. 그렇다, 스크럽이다. 그렇지만 입자가 아주 미세하거나
아예 감지되지도 않는 천연 스크럽 제품을 골라야 한다. 목에서
가슴으로 이어지는 피부는 매우 민감하기 때문에 강하게
자극해서는 안 된다. 셋째, 보호하라. 무엇으로부터? 그야 당연히

자외선 아니겠는가! 겨울에는 두꺼운 옷에 꽁꽁 감추어져 있던 이 부분이 봄에는 〈동면〉을 마치고 세상에 나온다. 그때부터 자외선은 이 부분에 인정사정없이 내리꽂힌다. 그러니 선크림의 자외선 차단 지수를 확인하라. 50 정도는 되어야 믿을 만하다.

여러분의 피부를 보호하는 데 도움이 될 조언을 두 가지 더 하겠다. 샤워를 할 때 가슴은 너무 뜨거운 물로 씻지 말라. 피부 조직이 탄력을 잃는다. 더운 물로 씻더라도 차가운 물로 마무리를 하면 좋겠다. 물론 쉽지 않은 줄은 나도 안다. 하지만 여러분의 피부는 그래야 좋아한다. 향수를 쓰는 사람은 목이나 가슴 위쪽에 뿌리지 말고 옷에 뿌리기 바란다. 향수에 든 알코올은 그렇잖아도 건조한 피부를 더 건조하게 한다. 기껏 다른 조언들을 잘 지켰는데 향수 때문에 일을 그르칠 수는 없지 않은가. 됐는가? 잘 알아들었는가? 자, 이제 나가도 좋다.

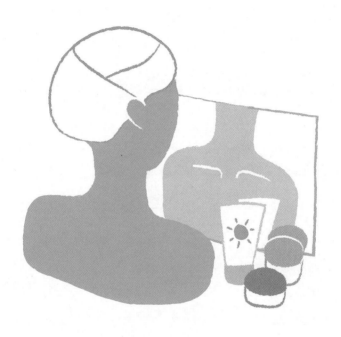

제3장

건강한 운동법

〈저비용〉운동

우리는 여기서 스포츠 분야를 다룬다. 이 장은 규칙적으로 운동을
하고 있거나 앞으로 그렇게 하려고 결심한 사람들을 대상으로
한다. 그렇지만 그 밖의 독자들도 환영한다. 그들은 여기서
빈둥거리는 것 같으면서도 신체 에너지를 확실하게 발산하는
몇 가지 비법을 볼 수 있을 것이다. 이러한 비법들을 〈저비용〉
운동이라고 부를 수 있겠다. 몸을 적게 쓸수록 몸을 쓰고 싶은
의욕이나 몸을 쓸 수 있는 역량이 감퇴하고 그래서 점점 더 몸을
덜 쓰게 된다. 대충 어떤 구조인지 알겠는가? 이러한 악순환에서
벗어나는 것이 〈저비용〉운동의 관건이다.

　현대인들의 일상생활에서 신체 활동이 부족한 이유도 몸 쓰는
습관을 갉아먹는 이 악순환으로 설명될 수 있다. 악순환은 저절로
굴러가고 유지된다. 여기에 걸려든 피해자들은 점점 몸이 안
좋아지고 삶의 질이 떨어진다. 얼룩말의 줄무늬를 없앨 수 없듯이,
나 또한 독자들에게 뭔가를 강요할 수는 없다. 그렇지만 내가
여러분에게 일상생활에서 실천 가능한 최소한의 건강 관리법을
제안할 의무는 있다고 생각한다. 일상생활에서 누구나 해야 하는
몸짓이나 행동이 있지 않은가. 어차피 할 일을 하되, 조금 더 요긴한
방향으로 해보자. 다음의 몇 가지 조언을 따르면 몸을 조금이라도
더 쓰게 되고, 그럴수록 몸을 쓰는 게 점차 즐거워지고, 그런 식으로

악순환을 거꾸로 돌려 선순환으로 변화시킬 수 있다.

이따금 텔레비전을 보는가? 아니라고 하진 마라, 믿기지 않으니까! 앞으로도 텔레비전 시청을 즐기라! 하지만 그 전에 텔레비전 앞에 요가 매트나 카펫을 깔아 두자. 여기에 등을 대고 누워서 다리를 올리고 몇 초간 페달을 돌리는 동작을 한다(몇 초가 아니라 몇 분이 되어도 좋다). 이 잠깐의 동작이 허벅지 근육과 복부 근육을 강화해 준다. 좋아하는 방송 프로그램을 보기 전에 혹은 보면서도 얼마든지 할 수 있는 동작이다. 물론 요 정도로 초콜릿 복근이 생기지는 않는다. 하지만 뱃살이 더 붙지 않는 것만 해도 어디인가…….

게다가 소소한 보너스도 있다. 이 가벼운 운동은 혈액 순환을 도우며 좋은 자극을 준다. 약간 변화를 주어 보자. 소파에 드러눕거나 앉은 상태에서 다리를 쭉 펴고 위로 들어 올리는 동작을 반복한다. 이 운동의 유일한 문제점은 소파에 앉아 있는 다른 사람에게 방해가 된다는 것이다……. 하지만 그 사람이 여러분에게 애정이 있다면 이해해 주리라. 변형 동작을 한 번 더 변형해 볼까. 소파나 안락의자에 앉은 채로 10분에 한 번씩 다리를 들어 올리고 몇 초간 그 자세를 유지하라. 참 별것 아니지만 습관이 되면 복근 만들기에 도움이 된다.

전화를 가끔 하는가? 설마 전화도 없는 세상에 살고 있진 않으리라……. 통화를 하면서 벽에 몸을 붙이고 선다. 한쪽 다리를 쭉 들어 올린다. 90도까지 올리면 이상적이지만 그렇게까지는 못 해도 괜찮다. 몇 초간 자세를 유지하고 내린 후 반대쪽 다리도 동일하게 움직여 준다. 이 운동도 제대로만 하면 허벅지에 근육을 만들어 준다. 동일한 기본자세에서 무릎을 들어 올리는 동작으로 변형해도 좋다. 무릎을 구부린 채 다리를 최대한 올리되 상체는 똑바로 세운다. 이 자세를 2초간 유지하고 기본자세로 돌아가되 발로 땅을 짚지 말고 바로 다시 무릎을 들어 올린다. 이 동작을 수차례 반복한다. 그다음에는 반대쪽 다리로 역시 수차례 동작을 반복한다. 허벅지와 장딴지로 결실을 느낄 수 있을 때까지 이 운동을 꾸준히 해보라.

장딴지가 중요하다. 자전거를 타야만 장딴지를 튼튼하게 할 수 있는 게 아니다. 의자에 등을 딱 붙이고 앉아 발뒤꿈치를 세운다. 발가락은 땅에 닿아 있고 뒤꿈치만 한껏 세우는 이 자세를 몇 초간 유지한다. 잠시 힘을 뺐다가 다시 발뒤꿈치를 세운다. 이 동작을 수차례 반복한다. 이것만으로도 장딴지에 근력이 생긴다! 본인의 리듬에 맞게, 가벼운 운동이라도 하면 된다. 앉아서 생활하는 시간이 많다 해도 가끔 일어설 일이 있지 않는가? 그렇다고 믿고 싶다…….

잠시 스타 무용수가 되었다고 생각하면 어떨까? 발끝으로 우아하게 섰다가 내려온다. 다시 발끝으로 섰다가 내려온다. 몇 번 반복한다. 정류장에서 버스를 기다릴 때, 엘리베이터 안에서, 혹은 샤워를 하면서도 쉽게 할 수 있는 운동이다. 사소한 운동이 여러분에게 큰 유익을 끼칠 수 있다. 똑바로 서서 다리를 옆으로

들어 올렸다가 내리는 동작을 반복해도 좋다. 몸이 하는 말에
귀를 기울이면서 동일한 동작을 반복한다. 엉덩이 근육에 미치는
이로운 효과를 머지않아 확인할 수 있으리라. 엉덩이가 짝짝이가
되지 않도록 양쪽 다리를 골고루 단련시키기 바란다!

　　커피 한 잔과 함께 잠시 쉬는 동안에도 엉덩이 근육을
단련시킬 수 있다. 의자에 똑바로 앉은 채로 엉덩이 근육을 천천히
조였다 풀었다 반복해 보라. 이제 강철 같은 하체를 갖게
되었으니 팔 근육을 만들어 보자! 시간이 날 때 똑바로 서서
오른팔과 왼팔을 번갈아 가며 옆으로 쭉 치켜 올린다. 너무
쉽다고? 50회 정도 하고 난 다음에 얘기하자……. 이 운동은 근육
발달에 유리하게 체중을 실어 준다. 보았다시피, 일상에는 따로
시간을 쪼개지 않고도 특별한 준비물 없이 운동할 수 있는 기회가
널리고 널렸다. 지극히 작은 노력도 반드시 도움이 된다.
헛수고란 없다.

엔도르핀의 마법

엔도르핀은 행복의 호르몬으로 통한다. 엔도르핀은 모르핀과 비슷하게 우리의 기분을 좋게 해주는 효과가 있다. 엔도르핀과 모르핀, 운도 착착 맞는다. 그런데 우리가 운동을 할 때 뇌는 엔도르핀을 분비한다. 좀 더 자세히 말하자면, 해마와 뇌하수체가 이 역할을 담당한다. 엔도르핀이라는 이 천연 약물은 여러분 쓰기 나름이다. 물론 세상에 공짜는 없고 여러분이 여러분 몫을 제대로 하는 것이 중요하다.

엔도르핀 분비를 가장 많이 촉진하는 운동들 가운데 자신에게 잘 맞는 한 가지를 택하라. 자전거 타기, 수영, 크로스컨트리 스키, 스노슈잉*, 조정, 스텝퍼, 에어로빅, 그 밖의 단체 운동 그리고 운동의 왕 조깅도 여기에 해당한다. 조깅 중독이 되는 이유도 엔도르핀이 마약과도 같은 효과를 내기 때문 아닐까? 실력이 뛰어난 운동선수들은 운동에 따르는 이런 유의 쾌감을 대개 경험해 보았다. 다행히 아마추어들이라고 해서 그런 쾌감을 모르라는 법은 없다. 아마추어들도 처음에는 힘들게 운동을 익히다가 조금씩 발전을 보고 마침내 목표에 도달했다고 느끼는 이

* snowshoeing. 특수 제작한 신발을 신고 눈 위를 걷거나 달리는 신종 겨울 스포츠.

황홀하고 짜릿한 순간을 경험한다. 그러한 도취 상태에서 우리는 우리 자신의 강인한 정신력을 실감한다.

엔도르핀 수치는 운동의 강도 및 지속 시간과 직접적으로 연관이 있으니 이 쾌감은 당연히 경험할 가치가 있다. 그 정도 보상을 바란다면 10분쯤 낑낑대는 걸로 어림도 없다. 그러한 기제가 발동하려면 지속적 노력이 뒷받침되어야 한다. 무리하지 않되 지구력을 요하는 리듬으로(최대 심장 박동 수의 50~70퍼센트 수준) 최소한 30분은 달려야 할 것이다. 이렇게 하면 휴식 상태 대비 엔도르핀 분비량을 5배까지 높일 수 있다. 뿌듯하고 개운한 기분은 운동이 끝난 후에도 꽤 오래 지속된다.

엔도르핀의 마력은 여기서 그치지 않는다! 엔도르핀은 불안을 낮춰 주는 효과도 있다. 브레티니쉬르오르주의 항공 우주 의학 연구소에 소속된 한 연구자의 주장대로라면 그렇다. 그의 연구들은 규칙적으로 운동하는 사람이 그렇지 않은 사람보다 스트레스에 덜 노출된다는 결과를 보여 주었다. 게다가 엔도르핀은 진통제 역할도 한다. 실제로 특정 말단 신경에 작용하여 통증의 신호를 차단하기 때문이다. 따라서 통증이 사라지지는 않더라도 훨씬 더 약하게 느껴진다. 주의하라, 그렇다고 여러분이 달리기를 하다가 다리를 삐었는데 엔도르핀 때문에 통증을 못 느끼는 일은 없을 테니까!

그래도 엔도르핀이 어떤 활동에 매진할 때의 힘겨움을 덜어 준다는 점은 분명하다. 이 호르몬은 힘든 노력의 과정을 견디는

데 도움을 준다. 경기 경험이 많은 럭비 선수들과 말해 보면 확신을 가질 수 있을 것이다. 그들이 경기 한 판을 온전히 뛰는 모습을 보았는가? 그들은 몸이 나가떨어질 만큼 세게 부딪히고도 일어난다. 사실 그들은 시합을 뛰면서 세게 부딪히거나 넘어져도 통증을 실감하지 못한다. 엔도르핀은 어느 정도 피로를 막아 주는 역할도 한다. 근육의 피로나 호흡을 조절해 주는 효과가 있기 때문이다.

엔도르핀의 마지막 마법은 우리가 운동하는 동안 당 수치를 조절해 준다는 데 있다. 이 호르몬은 당의 즉각적 소비를 제한함으로써(당보다는 지방을 사용함으로써) 더 나은 컨디션으로 더 오래 버틸 수 있게 해준다. 엔도르핀의 마력은 이렇게 우리에게 나타난다. 거듭 말하지만 이 호르몬은 여러분 쓰기에 달렸다. 엔도르핀은 돈이 안 든다. 여러분에게 주어진 선물이자 여러분 안의 선물이다. 주저하지 말고 팍팍 써라. 요컨대, 움직이라는 얘기다!

운동을 시작할 때는 무리 없이
그러나 확실하게

운동을 해보고 싶은가? 현명한 결정이다. 축하한다, 그 결정은
참으로 오랜만에 여러분 머릿속에 떠오른 최고의 아이디어다.
이제 머지않아 그 결정의 이로운 결과를 신체적으로나
정신적으로나 느끼게 될 것이다. 일단, 부상을 피하는 것이
관건이다. 여러분의 몸은 활발하게 움직이는 습관을 다소
잃어버린 상태니까 처음부터 무리하면 안 된다. 결과적으로, 어떤
운동을 선택하든 먼저 워밍업을 해야 한다. 워밍업이라고 해서
거창할 것 없다. 몇 분간 살살 뛰어 주는 정도로 충분하다. 출발
자세를 취해도 좋다. 핵심은 우리의 심장에게 산소를 신체 조직에
부지런히 공급하라는 메시지를 전하는 것이다.

　　여기에 발뒤꿈치를 엉덩이 쪽으로 올려 주는 동작을 몇
번 더 하자. 근육의 온도가 올라가 운동 중 열상(裂傷)을 입을
확률이 그만큼 줄어든다. 몸에 녹이 많이 슬었으면 운동을 시작할
때 그만큼 이것저것 고려하는 습관을 다시 들일 필요가 있다.
운동에도 균형이 중요하다. 어떻게 균형을 연습하느냐고? 어렵지
않다! 30초간 홍학처럼 한 발로만 서서 다음과 같은 동작들을
취해 보라. 오른발로만 선 채 무릎을 천천히 구부린다. 상체를
오른쪽으로 돌린다. 오른쪽 다리를 쭉 편다. 왼발로만 선 채
동일한 동작들을 연습한다. 이런 식으로 오른발과 왼발을 번갈아

연습한다. 이렇게 10여 번 반복하면 힘줄에 길이 들면서 평형 감각을 느끼는 내이(內耳)의 기관들이 깨어난다. 그렇다, 여러분은 모르고 있겠지만 여러분이 운동을 할 때에는 신체 구석구석 심지어 내이마저 제 몫을 다한다.

그리고 운동을 시작하는 사람들에게 두 가지만 조언하겠다. 첫째, 본인을 과대평가하지 말 것! 주위의 시선을 의식해서 무리했다가는 의무실에 실려 가는 수가 있다. 둘째, 운동이 끝나면 스트레칭으로 마무리한다. 족히 10분은 들여서 몸을 풀어 주지 않으면 다음 날 온몸이 쑤시고 결리고 난리가 난다. 그러면 운동하기가 더욱더 싫어지고 운동을 자꾸만 미루게 될 것이다. 기껏 결심을 했는데 낭패 아닌가!

운동하기 좋은 때?

운동을 해야 하나? 아무렴, 그렇고말고! 그런데 언제? 아침? 점심? 저녁? 이 문제에 대해서 딱 정해진 규칙은 없다. 그래도 여러분에게 몇 가지 고려해야 할 유연한 규칙들을 가르쳐 주고 싶다. 그러한 규칙들이 운동의 유익을 최대한으로 끌어올려 줄 것이다. 신체와 근육을 깨우는 데 가벼운 아침 운동만큼 좋은 것은 없다. 무리하지 않는 선에서 심폐 기능을 단련할 것을 추천한다. 잊지 말라, 할 일 많은 하루가 기다리고 있다……. 핵심은 아침 샤워를 하기 전에 땀을 내는 것이다! 아침 운동은 여러분의 생산성을 극대화해 준다는 장점이 있다. 운동을 하는 동안 분비된 엔도르핀이 하루 동안 여러분의 집중력과 창의성을 개선해 줄 것이다.

　점심을 너무 많이 먹은 게 후회되어서 소화도 촉진할 겸 운동을 해야 한다고 생각하는 사람들이 있을 것이다. 그런데 점심 이후의 운동은 정반대의 결과를 낳는다. 운동을 할 때 신체는 근육 활동에 우선순위를 두기 때문에 혈액은 위장을 등한시하고(혈류가 소화 작용에 꼭 필요한데도) 다리에 산소를 공급하기 급급해진다. 그 결과는? 소화가 촉진되기는커녕 더 느려진다. 숨이 딸리고 운동에 따른 핸디캡이 몸으로 느껴질 것이다. 그러므로 점심시간을 이용해 운동을 하려는 사람은 오전 10시 30분쯤 가볍게 뭔가를 먹어 두기 바란다. 운동을 시작하기 대충 두 시간 전에는 배를 채워야 한다. 약간의 과일과 시리얼 바 정도로 충분하다. 그래야만 운동을 하고 나서 급작스러운 허기를 느끼지 않는다. 운동 이후 시간에 가벼운 간식을 먹는 정도로 만족해야 한다.

저녁 운동은 대략 7시에 시작한다. 이때는 우리 몸이 슬슬 수면을 준비하는 때다. 체온이 떨어지고 혈압도 많이 떨어져 있을 시각이다. 이 시각에 격렬한 운동을 하면 자연스럽게 두 가지 현상이 일어난다. 땀이 날 정도로 운동을 하고 서너 시간이 지나서 잠자리에 들었는데 눈이 말똥말똥하다. 가까스로 잠이 든다고 해도 밤새 뒤척이기 일쑤다. 그러므로 체질상 혹은 직장 때문에 운동할 시간이 저녁밖에 없다면 가벼운 조깅이나 스트레칭 정도로 그쳐야 한다. 저녁에 대단한 기록을 세워 볼 생각은 버려라. 나 자신도 〈저녁 운동은 살살 해야 약이 된다〉는 말을 금과옥조로 삼고 있다. 여러분도 꼭 기억하기를 바란다.

거듭 말한다. 나는 아침 운동을 최고로 치지만 딱 정해진 규칙은 없다. 각자의 리듬을 고려하는 것이 중요하다. 그렇지만 이 말을 아예 뒤집어 보는 물음도 제기할 수 있어야 한다. 생각해 보라, 생활 리듬이 습관을 만드는 걸까? 습관이 생활 리듬을 만드는 걸까? 나는 우리 모두가 자기 리듬을 새롭게 만들 수 있다고 믿는 쪽이다. 그렇기 때문에 저녁형 인간들 혹은 저녁 운동이 자기에게 더 맞을 것 같다고 생각하는 사람들에게 한 번쯤 아침 운동을 해보라고 말하고 싶다. 그냥 시험 삼아 한번 해보라. 어쩌면 여러분이 그 리듬에 적응하게 될지도 모른다…….

겨울에도 조깅은 해야 한다

희한한 노릇이다. 조깅깨나 한다던 사람들도 겨울이 오면 의욕이 확 떨어진다. 그렇지만 계속해야 한다. 유혹에 지면 안 된다. 스스로 의욕을 불어넣어라. 비바람이나 추위를 두려워하지 말라. 몇 가지 팁이 있다. 내가 몸소 시험해 봤는데 효과가 있었다. 우선 신체 내 온도를 끌어올리자. 체온을 올리고 근육을 충분히 덥혀야 관절이 유연하게 움직인다. 그로써 몸을 더 조화롭게 쓸 수 있을 것이다.

보온에도 신경을 써라. 항상 〈세 겹〉을 염두에 두자! 호흡을 위해서 한 겹, 보온을 위해서 한 겹, 신체 보호를 위해서 또 한 겹이다. 정말로 추운 날에는 몸에 착 달라붙는 기능성 내복을 입는다. 이러한 내복은 얇으면서도 따뜻하고 촉감도 좋다. 움직임에 방해가 되지 않으면서도 체온을 보호해 주는 효과가 뛰어나다. 어두운 색 옷을 입자. 어두운 색 계열의 옷이 태양 광선을 흡수하기 때문이다. 해가 나지 않아서 상관없다고? 글쎄, 흐린 날에도 해는 뜬다. 컴컴한 밤이라면 모를까. 신체 말단도 잘 보호하라. 머리, 목, 손, 발을 잘 감싸라는 뜻이다. 운동모, 넥 워머, 장갑, 양말 등 보온 효과를 고려하여 착용하라.

또 수분을 충분히 섭취해야 한다. 날이 춥다고 갈증이 심해지지 않을 거라 생각하기 쉽다. 그런데 그렇지 않다. 찬 공기를 호흡하면 체내 수분이 마르기 쉽다. 그리고 든든하게 챙겨 먹자.

약간의 견과류와 시리얼 바를 먹어 줘야 당이 떨어지는 사태를 막을 수 있다. 근육은 추위와 싸우고 에너지를 끌어내기 위해서 당을 필요로 한다. 조깅할 때는 코와 입을 활용하라. 힘이 들 때는 코로 숨을 들이마시고 입으로 숨을 내쉬는 편이 낫다. 이렇게 하면 찬 공기가 폐에 도달하기 전에 조금이나마 덥혀진다.

이러한 팁들이 여러분의 겨울철 실외 운동을 조금이나마 수월하게 도와줄 것이다. 그렇지만 본인에게 잘 맞는 운동화를 신지 않으면 무슨 짓을 해도 소용이 없다. 발을 건조한 상태로 유지시키는 것이 가장 중요하다. 방수 기능이 있는 운동화는 내부에 방수막이 장착되어 있어서 비나 눈이 와도 발이 젖지 않는다.

스포츠 음료는 탄산이 있어도 되나?

운동을 열심히 한 후 수분 공급은 필수다. 아, 그런데 딜레마에
빠진다! 그냥 물을 마실까? 탄산수를 마실까? 탄산 가스가 있는
물을 마셔도 괜찮은 걸까? 인생에는 이보다 훨씬 중요한 문제들이
많다. 그렇지만 여러분의 선택은 어떤 운동을 했느냐에 달렸다는
것을 알아 두자. 요가, 발레, 피트니스 등 비교적 차분한 운동을
하고 난 후에는 그냥 물을 마시면 된다. 그렇지만 45분 이상 연속
운동을 했을 경우, 자전거 타기, 달리기, 수영 등 몸을 집중적으로
쓰는 운동을 했을 경우, 그래서 땀을 충분히 흘리고 난 다음에는
탄산수를 마시자. 그 이유는 탄산수는 그냥 물보다 염분이 조금
더 많기 때문이다. 격렬한 운동을 하고 나트륨을 땀으로 배출한
신체에는 탄산수가 더 적합하다.

물론, 이건 각자의 입맛 문제이기도 하다. 입맛 문제는 취향
문제다. 탄산수는 칼로리가 없지만 특유의 맛을 느끼게 한다.
기포가 입 속을 가볍게 훑고 넘어가니까. 그래서 그냥 물보다 〈목
넘김〉이 두드러진다. 그 결과는? 포만감이다. 그리고 식사량을
줄이고자 하는 사람들에게 포만감은 결코 가벼이 볼 요소가
아니다. 하지만 탄산수가 장점만 있는 건 아니다. 탄산수를 마시면
가스도 함께 마시게 된다. 몸에 들어온 가스는 언제고 내보내야만
한다……. 그리고 위장이 약한 사람이나 일시적으로라도 소화에

문제가 있는 사람은 탄산수가 적합하지 않다. 그 이유까지 설명할 필요는 없으리라……. 요컨대, 탄산수를 마시느냐 물을 마시느냐는 여러분이 선택할 몫이다. 운동을 하고 난 다음에는 꼭 수분을 보충할 것, 이게 가장 중요한 핵심이다.

그럼 수돗물은 마셔도 될까? 수돗물의 평판이 그리 좋지 않다는 점은 유감스럽다. 왜냐하면 수돗물도 충분히 좋은 물이기 때문이다. 운동하고 난 후뿐만 아니라 평소 마셔도 괜찮다. 생수 마케팅의 귀재들과 카페에서 물을 따로 사먹기를 종용하는 종업원의 눈빛 때문에 우리는 생수 제품을 구매할 때가 많다. 프랑스의 경우, 수돗물 1리터 가격은 0.35상팀인데 생수는 그보다 평균 300배가 더 비싸다. 비록 수돗물은 도시에 따라서 심지어 동네마다 맛이 좀 다르지만 절대로 인체에 유해하지 않다. 어찌 보면 지구상에 존재하는 식품 중에서 수돗물만큼 엄격하게 관리되고 있는 것도 드물지 싶다.

기능성 양말

이미 운동을 열심히 하고 있는 사람들, 몸 쓰기를 즐기는 사람들은 특히 귀담아 듣기 바란다. 혹시 피로 회복 기능성 양말에 대해서 알고 있는가? 이 양말은 압박 스타킹의 또 다른 명칭이라고 보면 된다. 운동 후에 피로해진 발과 다리를 좀 더 잘 회복시켜 준다고 해서 이렇게 부르기도 한다. 자, 이런 제품은 단순한 한때의 유행일까? 천만의 말씀이다. 운동을 할 때 신체 세포가 생성하는 노폐물은 중력의 영향을 받아 하체, 특히 다리에 쌓이는 경향이 있다. 이게 싫으면 물구나무서기로 걸어 다니든가…….

독소가 근육에 쌓이면 흔히 말하듯 〈다리가 뻐근해지고〉 피로 회복이 쉽지가 않다. 따라서 독소 배출을 원활히 해줘야 한다. 어떻게? 이른바 정맥환류(靜脈還流)를 개선해야 한다. 피로 회복 기능성 양말 혹은 압박 스타킹은 다리 혈관에 압력을 가하기 위해 고안된 제품이다. 이로써 혈류가 정체되고 노폐물이 혈관 벽에 들러붙는 현상을 막을 수 있다. 실제로 압박 스타킹은 펌프 비슷한 역할을 한다. 근육이 수축될 때마다 혈액은 차츰 다리를 따라 올라와 신체 기관들로 거슬러 올라가게 된다. 발에서 허벅지까지 다리 전체를 감싸는 제품을 착용하는 것이 가장 이상적이다. 그렇지만 운동하는 사람들이 다 이런 복장을 갖추지는 않는다.

근육이 지나치게 흥분했을 때

운동을 즐기는 사람이라면 아마도 이미 근육 경련을 주위에서 보고 들었을 것이다. 어쩌면 본인이 경험해 보았을지도 모르겠다. 그래, 나도 안다, 근육 경련은 통증을 동반한다. 그러므로 근육 경련을 어떻게 예방하는지, 이미 일어난 근육 경련에 어떻게 대처하는지 알아 두면 요긴하리라. 운동선수에게 근육 경련이 일어난다는 것은 정보 처리 기사가 한창 일하는 데 전기가 끊어지는 것만큼 당황스러운 사태다. 열차를 이용해야 하는데 철도가 파업하고, 유명한 축구 선수가 난데없이 내 진료실에 들이닥친 것만큼 낭패다. 요컨대, 정상 활동이 당장 중단된다. 이유는 간단하다. 근육의 급작스러운 수축은 의지로 다스릴 수 있는 일이 아니기 때문이다.

운동을 하다 보면 반드시 근육 경련의 위험에 노출된다. 운동을 하면 근육을 쓰고, 근육에 노폐물과 독소가 쌓이면서 여러분의 역량과 지구력은 차츰 떨어진다. 현을 너무 팽팽하게 잡아당기면 끊어질 위험이 늘 있지 않은가⋯⋯. 자, 그럼 갑작스러운 근육통에 어떻게 대처할까? 할 수 있는 일은 단 하나, 마사지다. 그런데 마사지는 경련이 일어나는 방향과 반대로, 근육을 늘려 주는 느낌으로 해야 한다. 장딴지를 예로 들어 보자. 장딴지가 갑자기 땅긴다고? 끙끙대지만 말고 주물러 줘라! 발끝을 여러분 쪽으로 당겨 주면서 부드럽게 마사지하라. 통증과 싸우는 최고의 방법은 아예 통증이 일어나지 않게 예방하는 것이다. 근육 경련은 절대로 우연히 일어나지 않기 때문에 예방이 가능하다. 본격적인 운동에 들어가기 전에 반드시 몇 분은 워밍업을 한다.

그리고 운동 전과 운동 후, 운동을 하는 중간에도 수분 공급을 생각해 둔다. 또한 장비를 잘 갖추는 것, 트레이너나 경험자들의 조언을 새겨듣는 것도 중요하다. 부정확한 자세나 잘못된 동작이 근육 경련을 유발하는 경우도 적지 않다. 운동을 하지 않으면 근육 경련에 시달릴 일도 없지 않느냐고 얄밉게 받아칠 사람도 있으리라. 아주 틀린 말은 아니다. 그렇지만 썩 맞는 말이라고 하기도 뭐하다. 우리의 몸은 최소한의 운동을 필요로 한다. 그러므로 오히려 규칙적으로 운동을 해서 신체를 움직임에 익숙하게 만드는 것이 근육 경련을 예방하는 길이다.

운동과 브래지어

숙녀 여러분의 양해를 구한다. 나는 이 대목에서 운동하는 여성들의
가슴 이야기를 해볼까 한다. 이건 신경을 써야 할 문제다. 운동을
하면서는 운동에 적합한 브래지어를 착용해야 하는데 그러지
않는 여성들이 대다수다. 그러면 여러분은 질문할 것이다. 운동에
적합한 브래지어는 어떤 건가요? 여성이 격렬하게 움직이면 가슴은
위아래로 흔들리게 마련이다. 운동용 브래지어는 이 움직임을
제한하기 때문에 가슴이 처지는 현상을 지연해 줄 수 있다.

　가슴의 대부분을 차지하는 유선(乳腺)과 피하 지방은 아주
가느다란 인대들이 지탱하고 있다. 그런데 운동을 하는 동안
가슴이 격렬하게 움직이면 이 인대들이 압력을 받고 심한 경우에는
찢어지기까지 한다. 이런 일이 장기간 계속되면 가슴은 확실히
처진다. 그다음에는 어떻게 할 방법이 없다. 성형 수술이라도 하면
모를까, 인대가 떠받쳐 주지 않는 가슴을 예전처럼 탱탱하게 살릴
운동이나 기적의 처방은 없다. 단, 운동이 아예 쓸모없다는 뜻은
아니다! 흉근을 강화하는 몇 가지 운동법이 다소 도움이 될 것이다.
그런 운동법들도 추천할 만하지만 처음부터 가슴이 처지지 않게
주의하는 것만 못하다.

　여기서 특정 제품을 광고할 뜻은 없다만, 운동을 할 때에는
와이어가 없으면서 컵이 단단한 브래지어를 착용해야 한다. 자주

착용하고 세탁을 하면 물렁해지기 때문에 여러 개를 구비해 두는 것이 바람직하다. 일부 여성들은 자신은 원래 가슴이 작은 편이라 운동할 때에도 굳이 브래지어를 착용할 필요가 없다고 반박할지도 모르겠다. 그것도 선입견이다! 가슴이 작다고 해서 흔들리지 않는 것은 아니다. 재미있는 연구를 추진하는 학자들이 이미 이 문제로 실험을 하고 반박할 수 없는 결론을 내렸다. A컵과 B컵 여성들이 활동할 때 그들의 가슴이 움직이는 범위는 4센티미터 정도다. 가슴이 아주 큰 여성들은 이 범위가 14센티미터나 되니 가슴이 작으면 움직임도 작기는 하지만……. 어쨌든 브래지어를 착용하지 않아도 좋을 이유는 되지 못한다!

그러므로 다시 한번 강조한다. 여성들은 운동에 적합한 브래지어를 꼭 착용할 생각을 하라. 일반 브래지어는 가슴의 움직임을 40퍼센트 감소시키지만 전문점에서 구입 가능한 운동용 브래지어는 75퍼센트나 감소시켜 준다. 가슴 살갗이 쏠리거나 염증이 생길 것 같으면 브래지어 컵 속에 부드러운 천을 채워도 좋다. 운동용 브래지어 착용과 관련해서 여러분은 조언을 구할 만한 상대를 늘 찾을 수 있으리라.

운동과 생리 그리고 임신

운동이 예정된 날짜가 생리일과 딱 겹쳐서 유난히 피곤하고 힘들 때가 종종 있을 것이다. 안심하라, 누구나 그렇다. 생리일에 기력이 떨어지는 이유는 아무래도 철분 손실이 약간 있기 때문이다. 철분은 중요하다. 철분은 적혈구가 산소를 근육까지 잘 운반하게 돕는다. 이 연관 관계가 이해되는가? 산소가 부족하면 에너지가 딸리고 능률이 딸리며 숨도 차고 의욕도 줄어든다. 그렇지만 여러분은 부족한 철분을 식품으로 얼마든지 보충할 수 있다. 생리 기간에는 강낭콩, 렌틸콩, 병아리콩, 대두 등 꼬투리가 있는 콩 종류를 챙겨먹는 것이 좋다. 붉은 고기, 갑각류, 생선과 함께 먹으면 더 좋다.

아몬드나 호두 같은 견과류를 넉넉히 먹는 사람은 철분 결핍에 시달리지 않는다. 철분을 챙기고 건강을 철통같이 지키자! 그렇다면 임신 중에 운동을 해도 되나? 물론이다! 아니, 그 어느 때보다 운동이 필요하다! 몇 년 전에 탐험가 로랑스 드라 페리에르는 임신 5개월의 몸으로 해발 8,000미터 등반에 성공했다(고산병에 걸리지 않으려면 아주 오랜 기간 적응이 필요하고 상당한 체력이 뒷받침되어야 한다). 당연히 모두가 그 정도까지 몸을 쓸 필요는 없지만 의사가 특별히 운동을 금하지 않는 한, 즉 정상적인 임신부라면 꼭 운동하기 바란다.

그렇지만 몇 가지 조심해야 할 사항이 있다. 첫째, 덥고 습한 환경에서 운동을 하면 안 된다. 둘째, 해발 2,500미터 이상의 고지대에서 운동을 하면 안 된다. 셋째, 잠수나 스킨 스쿠버를 해서는 안 된다. 고지대나 수중에서의 압력 차이가 태아에게 영향을 미친다. 또한 아직 확실히 규명되지 않았지만 산소통을 이용한 호흡도 태아에게 좋지 않은 영향을 준다. 넷째, 운동으로 인해서 체온이 40도를 넘어가는 일이 있어서는 안 된다. 하지만 어지간히 격렬하게 힘을 쓰지 않는 한 체온이 그렇게 올라갈 확률은 거의 없다.

전문가들은 운동으로 인한 맥박 수가 이론상 최대치의 70퍼센트를 넘어서는 안 된다고 본다. 계산은 아주 쉽다. 가령 최대치 맥박이 220이라고 하자. 여기서 산모의 나이를 뺀다. 그 결과의 70퍼센트를 구한다. 잘 모르겠다고? 계산기를 꺼내라, 35세 산모의 예를 들어 보겠다. 220-35=185, 185×0.7=130. 결과적으로, 이 35세 산모는 1분당 맥박 수가 130을 넘지 않는 선에서 운동을 해야 한다. 마침 잘된 일이다. 130은 조금 빠른 걸음으로 산책할 때의 맥박 수에 해당한다. 그래서 나는 임신부들에게 산책을 적극 추천한다. 수영도 물이 관절에 미치는 충격을 완화해 주는 데다가 마사지 효과도 있기 때문에 산모와 태아 모두에게 좋은 운동이다. 임신 기간에 운동을 하면 이제 곧 신체가 입게 될 시련을 신체적으로 대비한다는 장점이 있다. 게다가 애를 키우려면 에너지가 이만저만 필요한 게 아니다.

물속에서 페달을 밟는 아쿠아 바이킹

아쿠아 사이클링, 아쿠아 벨로, 아쿠아 바이킹, 벨로 아쿠아티크……. 명칭은 다양하지만 한 가지는 확실하다. 이 운동은 점점 더 많은 사람을 불러 모으고 있다. 원칙은? 정말 단순하다. 실내용 자전거에 앉아서 열심히 페달을 밟는다. 운동복이 아니라 수영복을 착용하고, 자전거가 수영장 안에 있다는 차이가 있을 뿐! 물론 수영장에는 물이 차 있다. 그런데 이 간단한 차이가 모든 것을 바꾼다!

사람이 물에 들어가면 그냥 공기 중에 있을 때보다 심장이 느리게 뛴다. 그래서 평소보다 더 수월하게 운동을 할 수가 있다. 게다가 물속에 들어가면 몸이 가벼워진다. 여러분의 근육은 열심히 물을 밀어내며 동작을 하지만 덜 힘들게 느껴지는 것이다. 아쿠아 바이킹 한 타임은 60분이 채 되지 않는다. 힘들다고 불평할 겨를조차 없는 시간인데, 이 시간에 연소되는 지방은 여러분이 생각하는 것보다 훨씬 많다!

그리고 기억해 두자. 내가 알기로, 아쿠아 바이킹은 운동을 하면서 마사지 효과를 볼 수 있는 유일한 경우다. 물속에서 움직이기 때문이다. 정말 기분 좋은 운동 아닌가? 아쿠아 바이킹의 장점은 여기서 그치지 않는다. 이 운동은 장딴지, 허벅지, 엉덩이 등의 하체 근육은 물론 복근과 허리 근육을 짧은 시간 내에 강화시킨다. 그러면서도 충격은 적기 때문에 관절을 보호할 수 있다. 그리고 생각해 보라, 기분 좋게 몸에 와 닿는 물은 마치 고양이가 가볍게 스치고 가는 것 같다. 이 최신 유행은 지금껏 운동을 싫어했던 사람들도 물에 뛰어들 절호의 기회다. 물론 돈은 좀 내야 한다. 아쿠아 바이킹은 마음만 먹으면 혼자서도 할 수 있는 운동이 아니다. (지방세 보조를 받는) 시립이나 구립 수영장 가까이 사는 사람들은 비교적 저렴하게 아쿠아 바이킹을 할 수 있으니 기회를 놓치지 말자.

바닷가에 사는 사람이라면 아쿠아 바이킹 대신에 바닷속에서 걷는 〈롱주코트longe-côte〉를 할 수도 있다. 롱주코트 역시 모든 연령대에서 점점 더 많은 지지층을 확보하고 있는 운동이다. 이 운동은 허리와 심장에 좋고 균형 감각을 키워 준다. 관절에 무리를 주지 않는 데다가 운동하는 사람이 스스로 난이도를 조절하기도 용이하다. 롱주코트는 허리까지 오는 바닷물에 몸을 담그고 말 그대로 해안을 따라 걷거나 달리는 운동이다. 이 운동은 여러 명이서 수다를 떨면서도 할 수 있다. 잠수복을 착용하면 의외로 계절에 구애받지 않고 할 수 있는 운동이다.

상종가를 달리는 노르딕 워킹

자, 집중해보라. 〈사우바케벨뤼sauvakävely〉 하면 뭐가
떠오르는가? 모르겠다고? 당연하다. 여러분이 핀란드어
전공자라면 또 모르지만. 〈사우바케벨뤼〉는 화산 이름이 아니라
노르딕 워킹을 뜻하는 핀란드어다. 그렇다, 점점 더 많은 사람에게
인기를 얻고 있는 이 운동은 핀란드에서 유래했다. 간단히 말해,
노르딕 워킹은 스키와 약간 비슷하다. 그렇지만 눈 위에서 스키를
타지는 않는다. 그냥 스키용 폴만 지팡이 삼아 걷는다고 생각하면
된다. 이렇게 간단하지만 꽤 괜찮다. 두 개의 폴을 이용해서 팔의
자연스러운 움직임을 더 강조하고 몸을 앞으로 밀어내는 재미가
있다.

　　노르딕 워킹에는 다양한 장점이 있다. 일단, 연령이나 신체적
조건에 별로 구애받지 않고 할 수 있다. 혼자 해도 되고 여럿이
함께해도 된다. 폴을 써서 걸으려면 팔 근육, 흉근, 어깨 근육, 목
근육이 조화롭게 움직일 수밖에 없고 기본적으로 걷기 운동이기
때문에 하체도 튼튼해진다. 몸에 활력이 생기고 심폐 기능도
좋아지는데 아름다운 경치 감상까지 가능하다. 비용 면에서도
충격 흡수 역할을 하는 폴 두 개를 구입하는 비용 수십 유로가 들
뿐이다. 그런데 이 폴은 잘 골라야 한다. 폴의 길이는 본인의 신장에
0.7을 곱한 값 정도가 적당하다.

보디 컴뱃 한번 해볼까?

피트니스를 좋아하는가? 격투기도 싫지 않다고? 혹은 격투기를 피트니스보다 더 좋아하는가? 그렇다면 여러분이 생각지 못했던 운동 하나를 제안할 수 있을 것 같다. 바로 보디 컴뱃이다. 보디 컴뱃은 사실 최신 유행이라고 하기 어렵다. 이미 15년 전부터 이 운동의 개념은 있었다. 어느 뉴질랜드인이 기분을 풀고 즐기면서 온몸을 단련하면 좋겠다는 생각으로 고안한 운동이 바로 보디 컴뱃이다. 보디 컴뱃은 보통 한 시간씩 진행된다. 여럿이 모여서 적당한 음악에 맞춰 저마다 자기 자신과 싸우는 식으로 진행된다. 대개 운동을 할 때 심장 박동과 비슷한 박자의 신나는 유행 음악을 활용한다.

게다가 보디 컴뱃은 심폐 기능을 원활히 하고 지구력과 근력도 길러 준다! 허벅지 근육을 특히 많이 쓰지만(가상의 적을 향해 펄쩍 뛰어오르거나 발끝으로 균형을 잡는 등) 어깨와 팔의 근육도 만만찮게 동원된다(한쪽 팔로는 스트레이트를 날리고 다른 쪽으로는 훅을 날리는 등). 여러분은 리듬에 맞춰 몸을 움직이면서 스트레스를 해소하고 칼로리도 태울 수 있다(보디 컴뱃 한 시간을 게으름 부리지 않고 열심히 따라 할 경우 700~800칼로리가 소모된다고 한다). 호전적이라기보다는 놀이에 가깝고 위험하다기보다 기운을 북돋아 주는 보디 컴뱃은 점점 인기를 얻고 있다.

여성분들, 링에 올라가 보시겠어요?

격투기를 해보고 싶다고? 솔직히 운동하기로 마음먹으면서 격투기를 먼저 떠올리기란 쉽지 않다. 여성들의 경우는 더욱더 그렇다. 하지만 말이다! 이건 각별히 여성분들에게 하는 얘기다. 여러분이 결코 묻지 않는 질문에 나는 대답하고 싶다. 〈여자가 격투기를 하면 어떤가요?〉 이 질문을 기다리는 이유는 내가 몇 가지 알려 주고 싶은 것이 있기 때문이다. 자, 솔직히 이 질문은 마초적이다. 나도 안다. 그렇게 생각하는 것도 이해는 한다.

집단적 상상 속에서 여성이 주먹을 날리고 치고받는 모습은 매우 낯설다……. 살짝 도발적인 이 묘사에 겁먹는 사람은 별로 없는 것 같다. 격투기에 도전하는 여성들이 점점 늘어나고 있으니 말이다. 그들은 격투기를 선택했다! 권투? 링은 여러분을 환영한다! 하지만 어디까지나 여성 권투. 남자들과 어울려 남자 같은 방식으로 권투를 했다간 언제고 얼굴 어디가 부러지거나 큰 부상을 입을 텐데 그러자고 권투를 시작한 건 아니리라. 나는 풀콘택트* 격투기를 추천한다. 주먹을 날리고 발차기도 하지만 조금 덜 치열한 버전, 즉 상대를 완전히 쓰러뜨리기보다는 공격

* full-contact. 손과 발을 사용하는 킥복싱이나 태권도 혹은 당수 따위의 격투기를 지칭한다.

성공에 의미를 두는 수준의 격투기가 여성들에게 적합하다.

내가 이처럼 그럴싸하게 옹호해도 권투는 여러분 마음에 안 든다고? 그렇다면 유도는 어떨까? 자, 매트 위로 올라와 보라! 유도는 호신술로 활용도가 높다. 상대의 힘을 이용해서 바닥에 메다꽂거나 꼼짝 못하게 제압하는 기술이기 때문이다. 유도는 주짓수가 변형된 것이다. 주짓수는 봉건 시대 일본의 고유한 무술이었던 유술에서 유래했다. 주짓수는 정신으로 신체를 다스리는 데 도움이 된다. 자기 힘을 대놓고 드러내지 않는 싸움의 기술이랄까. 이건 정말 비밀인데, 〈유술(柔術)〉이라는 것 자체가 〈부드러운 기술〉이라는 뜻이다(믿어지는가?).

그래도 별로라고? 유도도 싫다고? 그렇다면 펜싱은 어떨까? 피스트로 올라오라! 펜싱은 집중력을 강화하고 스트레스를 풀기에 좋은 운동이다. 에페, 사브르, 플뢰레, 어떤 종목이든 연령과 상관없이 시작할 수 있다. 펜싱은 몸매 관리에 좋고 심장을 강화한다. 몸의 선을 다듬어 주고 마스크를 착용하기 때문에 수줍음이 많은 여성에게도 적합하다. 펜싱도 별로인가? 검을 뽑지 않겠다고? 펜싱의 세계에서는 이런 식으로 말한다만……. 그렇다면 가라테에 도전해 보라! 피하기와 방어의 세계로 여성 여러분을 초대한다! 가라테의 원칙은 나의 완력으로 상대를 제압하기보다 상대의 공격을 피하는 것이기 때문에 여성들의 호신술로 안성맞춤이다. 게다가 이 운동은 지구력, 유연성, 활력, 민첩성을 단련하기에 적합하다.

여성 여러분이 이러한 격투기 가운데 무엇을 선택하든, 비록 이미지는 다소 폭력적일지라도 오늘날 모두가 안전하게 즐길 수 있는 운동이라는 점을 알아 두기 바란다. 더욱이 격투기는 신체를 단련시킬 뿐 아니라 정신적으로 크나큰 도움이 된다. 링 위에서든, 유도 매트나 피스트 위에서든, 대결을 통해서 우리는 자기 자신을 더 잘 알게 되고 점점 자신감이 생긴다. 여성들에게 그러한 자신감은 확실한 밑천이 될 것이다.

가벼운 체조

매트나 링에서 상대와 싸우는 건 영 체질이 아니다 싶은
여성들에게는 아마 가벼운 체조 비슷한 운동이 적합할 것이다.
과격하지 않으면서도 건강에 큰 도움이 되는 운동이 많다.
스트레칭을 예로 들겠다. 이 운동은 신체 유연성을 길러 준다.
온몸이 나무토막처럼 뻣뻣해서 자신이 없다고? 그러면 더욱더
스트레칭이 필요하다. 호흡을 다스리면서 스트레칭 동작을 꾸준히
따라 하다 보면 처음에 생각했던 것보다 유연성이 많이 좋아지는
것을 느낄 수 있다.

  스트레칭 수업에서 배우는 동작들 가운데 일부는 요가에도
거의 그대로 쓰인다. 요가는 5,000년 전부터 인도에서
수행되었다고 하니 시대적으로나 지리적으로나 아주 멀리서
유래한 체조라고 하겠다. 요가는 자세와 호흡을 강조한다. 요가는
집중력을 길러 주고 스트레스 해소와 감정 조절에 도움이 된다.
게다가 어린아이, 임신부, 장애인, 노인까지 누구나 자기에게
적합한 요가를 할 수 있다는 장점이 있다.

  요가보다 더 멀리서 온 운동으로는 태극권이 있다. 태극권은
고대 중국 무술로 서양인들에게도 점점 더 인기를 얻고 있다.
앉았다 누웠다 하면서 이런저런 자세를 잡는 데 집중하는
스트레칭과 요가와 달리, 이 운동은 계속 서서 한다. 느린 속도로

정확한 동작을 물 흐르듯 구현하는 것이 중요하다. 사실, 천천히 움직이면서 유연성과 균형을 유지하는 게 더 힘들다. 태극권은 심리적 안정에 도움이 되며 신체 유연성과 관절을 고민하는 중장년층에게 특히 적합하다. 여럿이 함께하는 운동을 원한다면 스트레칭, 요가, 태극권 가운데 하나를 선택하기만 하면 된다. 이러한 운동은 기분을 상쾌하게 한다. 그리고 지도자를 두고 하는 운동이라서 잘못된 자세를 그때그때 교정 받을 수 있다. 자세가 중요한 운동들이므로 잘못된 자세는 오히려 역효과를 부른다.

테스토스테론의 신기루

여기서 프로 선수들의 도핑에 비난의 초점을 맞출 생각은 없다. 나는 다만 아마추어들 사이에서도 약물의 힘을 빌리는 일이 점점 아무렇지 않게 여겨지는 안타까운 세태를 지적하고자 한다. 테스토스테론 얘기다! 적당량의 운동을 규칙적으로 하는 사람들은 사실 별 상관없는 얘기다. 문제는 시합이나 대회 출전을 즐기는 사람들, 특히 나이가 들면서 기량이 쇠퇴했다는 현실을 받아들이지 못하는 사람들이다. 이들은 일부 양심 없는 의사들에게 자기 몸과 건강을 내맡기거나 체육관 한쪽 구석에서 떳떳치 못한 거래를 한다. 나는 (죄책감을 덜어 주기 위해서) 그들이 유혹 앞에 약해지는 이유들과 (설득을 위해서) 그러한 약물 사용이 위험한 이유들을 꼼꼼히 짚어 보고자 한다.

테스토스테론은 성호르몬으로 잘 알려져 있지만 근육 생성에 관여하는 호르몬이기도 하다. 테스토스테론 수치는 혈액 1밀리리터당 2.5나노그램에서 10나노그램까지로 개인에 따라 달라진다(1나노그램은 10억 분의 1그램이다). 테스토스테론 수치가 2.5나노그램이면 성욕도 시들시들 몸도 비실비실하다. 반면에 10나노그램이라면 힘이 막 뻗칠 것이다. 마라톤처럼 강도 높은 운동을 규칙적으로 하다 보면 테스토스테론이 고갈될 수가 있다. 이때부터 도핑의 유혹이 시작된다. 보충제 복용이나 주사를 통해 단백 동화 스테로이드를 체내에 받아들여 이미 깨진 균형을 인위적으로 바로잡고 싶어지는 것이다. 나이가 들수록 이 유혹은 거세어진다. 만 50세부터 남성은 매년 테스토스테론을 1퍼센트씩 잃는다. 게다가 이 나이쯤 되면 이미 몸으로 변화를 느낀다. 근육이 물렁해지고, 머리카락은 자꾸 빠지고, 기력도 영 예전만 못하고, 뱃살이 두둑해진다. 결코 아무렇지 않을 수 없는 변화다. 〈제빵사 병이 들었나 보다〉라는 농담은 가혹하게만 느껴진다(〈제빵사의 병〉이란 〈브리오슈(뱃살)〉가 〈바게트(남성 성기)〉 위에 늘어지는 것이다). 그런 농담은 기분 전환이 되기는커녕 중년의 사기를 무참하게 꺾는다.

그럼에도 불구하고 나는 절대로 여러분에게 스테로이드 보충제를 생각해 보라고 권할 수 없다. 일단, 흔히 〈단백 동화 촉진〉으로 번역되는 〈아나볼릭anabolic〉이라는 단어를 염두에 두어야 한다. 결국 〈영양 성분으로 근육 조직 생성을 돕는 약〉이라는 뜻이다. 달리 말하자면, 이런 약은 근육을 키워 준다. 오랫동안 대회에서 안 보이다가 그 어느 때보다 더 우람한 몸이 되어 나타나는 운동선수들만 보아도 알 것이다. 안됐지만 그들은 약물 복용의 신체적 그리고 정신적 부작용을 견디지 못하고 다시 대중의 시야에서 사라지기 일쑤다. 부작용이 한두 가지가 아니니까. 부작용으로는 힘줄 손상(힘줄은 그대로인데 근육만 잔뜩 키워 놓으니 감당할 수가 없다), 여드름, (남성의) 가슴 발달, 성욕 증가(이건 나쁘지 않다)와 공격성 증가(이건 문제다), 아동의 경우에는 성장 발달 문제가 있을 수 있다. 그 외에 모발 손실, (남성의) 전립선암, 간암 위험, 당뇨, (여성의) 남성화, 정자 수 감소에 따른 난임 및 불임. 다들 알다시피 정자는 고환에서 만들어진다. 고환의 외분비선에서는 정자가 만들어지고 내분비선에서는 테스토스테론이 만들어진다.

분명히 말해 두는데 이러한 부작용은 일단 일어나면 되돌리기가 어렵다. 게다가 스테로이드 부작용으로 의심되고 있는 다른 문제들도 있다. 미국의 일부 육상 선수들은 스무 살 혹은 스물다섯 살이 넘어서 치아 교정을 시작하곤 한다. 달리기 자세와 무게 중심을 잡는 데 도움이 되기 때문이라고 설명하는 사람들도 있긴 하다. 사실, 단백 동화 스테로이드는 특정 뼈 조직, 특히 아래턱을 발달시킨다. 스타 육상 선수들 가운데 아래턱과 치아가 튀어나와서 부정 교합이 되는 경우가 얼마나 많은지! 그렇지만 어떤 운동선수가 치아 교정기를 끼고 있다고 그 사람도 스테로이드를 쓰나 보다 의심하지는 말자. 건강한 치아는 누구에게나 큰 복이지만 운동을 직업으로 하는 사람들에게 특히 중요한 표식이다.

골다공증 예방 운동

튼튼한 뼈를 원한다면, 모두들 짐작하겠지만 규칙적으로
운동해야 한다. 운동은 골다공증을 예방하는 가장 확실한
방법이다. 골다공증은 골질 감소에 따라 뼈가 약해지는 질병이다.
발병 요인은 아주 다양하다. 인종적 요인, 가족력, 염분 과다
섭취, 커피 과다 섭취, 흡연, 신장 부전, 오래 앉아 지내는 생활
습관, 칼슘이나 단백질이나 비타민 결핍 그리고 물론 연령도
중요한 변수다. 따라서 여러분이 이렇게 질문을 던지는 것도
타당하다. 〈한 살이라도 젊을 때 운동을 시작하면 나이 들어
운동을 시작하는 것보다 뼈에는 훨씬 좋겠네요?〉 이 질문에
답하기 위해서 테니스나 스쿼시를 규칙적으로 하는 여성 64명을
두 집단으로 나누어 조사해 보았다. 한쪽 집단은 그 운동을
오래전부터 해오던 여성들이었고, 다른 쪽 집단은 나이가 좀
들어서 그 운동을 시작한 여성들이었다. 가장 먼저 관찰된 사실은,
가장 긴 상박골 기준으로 측정한 골밀도는 두 집단 모두 높은
편이었다. 그래도 운동을 일찍 시작한 여성들이 좀 더 높았다.
　　첫 번째 결론, 뼈라는 귀중한 자산을 보호하려면 젊을 때부터
꾸준히 운동을 하라. 이 결론은 명백하지만 운동 종류에 따라서
효과가 어떻게 달라지는가는 훨씬 더 까다로운 문제다. 그렇지만
45세에서 74세 사이의 남녀 2,000명을 대상으로 이 문제를

연구한 팀이 있었다. 요컨대, 연구 표본은 노화에 따른 문제들이 나타나기 시작했으나 골다공증 소견은 없고 최근에 골절상을 입은 적도 없는 사람들이었다. 이들의 신체 활동은 골밀도에 미치는 영향에 따라 4개 군으로 분류되었다. 수영, 골프, 낚시는 골밀도에 영향을 주지 않는다. 자전거, 조정, 승마는 가벼운 효과를 나타낸다. 각종 무술, 스키, 걷기는 중간 정도의 효과를 미친다. 강도 높은 에어로빅이나 테니스, 단체 구기 운동, 조깅은 큰 효과를 미친다. 연구진은 조사 대상자들의 골밀도를 측정했다.

그렇게 해서 두 번째 결론이 도출되었다. 골밀도를 높이는 효과가 좋은 운동을 할수록 뼈는 튼튼해진다. 연구진은 또 다른 사실도 발견했다. 남성들의 경우는 〈골밀도에 영향을 크게 주는 운동〉을 주 1회만 해도 효과가 있었지만 여성들은 그렇지 않았다. 여성들의 골밀도는 일상적 신체 활동과 상관 관계가 있는 것으로 나타났다. 결론들을 종합해 보자면 이렇다. 뼈 자산을 지키고 오래오래 누리고 싶다면 남성들은 자신이 좋아하는 강도 높은 스포츠를 주 1회 즐기라. 그러나 여성들은 그보다 더 자주 가급적 매일매일 운동을 해야 한다.

시메스의 건강한 운동법

1 통화하면서 허벅지 운동

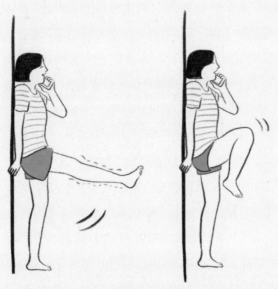

벽에 몸을 붙이고 선다. 한쪽 다리를 쭉 들어 올린다. 90도까지 올리면
이상적이지만 그렇게까지는 못 해도 괜찮다. 몇 초간 자세를 유지하고 내린
후 반대쪽 다리도 동일하게 움직여 준다. 이 운동도 제대로만 하면 허벅지에
근육을 만들어 준다. 동일한 기본자세에서 무릎을 들어 올리는 동작으로
변형해도 좋다. 무릎을 구부린 채 다리를 최대한 올리되 상체는 똑바로
세운다. 이 자세를 2초간 유지하고 기본자세로 돌아가되 발로 땅을 짚지
말고 바로 다시 무릎을 들어 올린다. 이 동작을 수차례 반복한다. 그다음에는
반대쪽 다리로 역시 수차례 동작을 반복한다.

2 홍학 자세

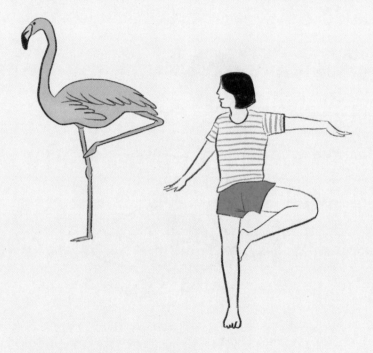

오른발로만 선 채 무릎을 천천히 구부린다.
상체를 오른쪽으로 돌린다. 오른쪽 다리를 쭉
편다. 왼발로만 선 채 동일한 동작들을 연습한다.
이런 식으로 오른발과 왼발을 번갈아 연습한다.

3 근육이 흥분했을 때

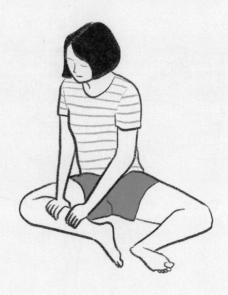

마사지는 경련이 일어나는 방향과 반대로, 근육을 늘려 주는 느낌으로 해야
한다. 장딴지를 예로 들어 보자. 장딴지가 갑자기 땅긴다고? 끙끙대지만 말고
주물러 줘라! 발끝을 여러분 쪽으로 당겨 주면서 부드럽게 마사지하라.

4 올바른 브래지어

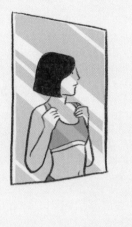
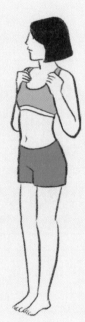

운동을 할 때에는 와이어가 없으면서 컵이
단단한 브래지어를 착용해야 한다. 자주
착용하고 세탁을 하면 물렁해지기 때문에
여러 개를 구비해 두는 것이 바람직하다.

5 아쿠아 바이킹

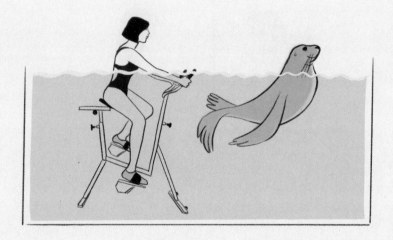

이 운동은 장딴지, 허벅지, 엉덩이 등의 하체 근육은 물론 복근과 허리 근육을 짧은 시간 내에 강화시킨다. 그러면서도 충격은 적기 때문에 관절을 보호할 수 있다. 그리고 생각해 보라, 기분 좋게 몸에 와 닿는 물은 마치 고양이가 가볍게 스치고 가는 것 같다.

6 노르딕 워킹

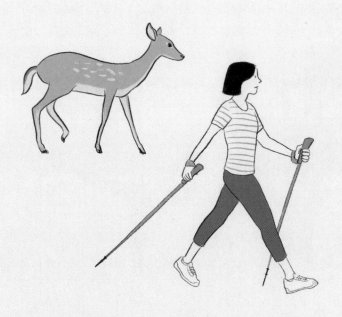

그냥 스키용 폴만 지팡이 삼아 걷는다고 생각하면 된다.
이렇게 간단하지만 꽤 괜찮다. 두 개의 폴을 이용해서 팔의
자연스러운 움직임을 더 강조하고 몸을 앞으로 밀어내는
재미가 있기 때문이다. 노르딕 워킹에는 다양한 장점이 있다.
일단, 연령이나 신체적 조건에 별로 구애받지 않고 할 수 있다.
혼자 해도 되고 여럿이 함께해도 된다.

7 여성에게도 좋은 보디 컴뱃

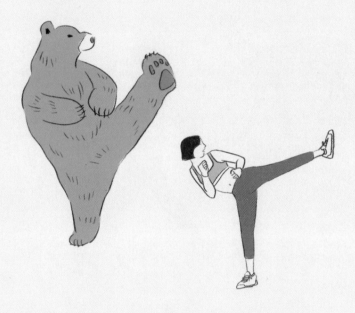

보디 컴뱃은 보통 한 시간씩 진행된다. 여럿이 모여서 적당한 음악에 맞춰
저마다 자기 자신과 싸우는 식으로 진행된다. 대개 운동을 할 때 심장 박동과
비슷한 박자의 신나는 유행 음악을 활용한다. 게다가 보디 컴뱃은 심폐 기능을
원활히 하고 지구력과 근력도 길러 준다! 허벅지 근육을 특히 많이 쓰지만
어깨와 팔의 근육도 만만찮게 동원된다.

8 가벼운 요가 동작

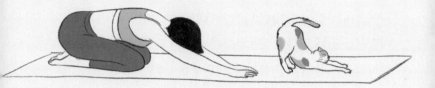

호흡을 다스리면서 스트레칭 동작을 꾸준히 따라 하다 보면
처음에 생각했던 것보다 유연성이 많이 좋아지는 것을
느낄 수 있다. 스트레칭 수업에서 배우는 동작들 가운데
일부는 요가에도 거의 그대로 쓰인다. 요가는 자세와 호흡을
강조한다. 요가는 집중력을 길러 주고 스트레스 해소와 감정
조절에 도움이 된다.

운동과 꼭 병행해야 할 것

1. 시계를 보라

아침 일찍 침대를 박차고 나왔다면 정신이 아무리 맑아도 몸은 아직 덜 깼다는 점을 감안해야 한다! 그래서 아침 운동을 하기 전에는 단계적인 워밍업이 특히 중요하다. 일단 팔다리를 슬슬 풀어 주면서 관절을 깨운다. 그다음에 몸에 열을 내고 심장을 단련시키는 운동으로 넘어간다. 기억하라, 목표는 체온을 끌어올리는 것이다. 땀이 나기 시작한다면 잘하고 있는 거다. 워밍업을 끝내고 본격적인 운동에 들어가도 된다. 일반적으로 워밍업은 기본 중의 기본이다. 여러분은 〈그걸 모르는 사람이 어디 있습니까?〉라고 따지고 싶을지도 모른다. 나는 〈그런데 다들 잘 지키고 있나요?〉라고 맞받아치련다. 워밍업을 잘하면 운동 기량이 신장되고 부상 위험은 줄어든다. 체온을 끌어올려 신체를 준비시키는 효과뿐만 아니라 집중력을 높이는 정신적 준비의 효과도 있다.

2. 발을 관리하라

발은 운동을 할 때 가장 혹사당하기 쉬운 부분이다. 운동을 하는 사람들은 발이 땀에 젖거나 쏠려서 물집이 잡히지 않도록 기능성 신발을 신어야 한다. 좋은 운동화를 신으면 발이 덜 피곤하고 피로 골절도 어느 정도 예방된다. 여러분에게 겁을 주고 싶진 않지만 피로 골절(미세한 외력이 동일 부위에 반복적으로 가해진 탓에 뼈에 손상이 생기는 것)은 생각보다 꽤 흔하다. 신체적으로 전혀 문제가 없어 보이는 사람들도 피로 골절에 시달리는 경우가 많다.

3. 호흡법을 잘 배워 두라

운동을 할 때 제대로 호흡을 할 줄 알아야 한다. 우리의 호흡 리듬은 심장 박동 수에 영향을 준다. 호흡이 흐트러지면 그 여파로 신체적 기량도 흔들릴 것이다. 제일 먼저 할 일은 본인에게 이상적 호흡 리듬을 찾아서 움직임의 리듬에 맞추는 것이다. 가장 힘든 동작을 할 때 숨을 내쉬고 그다음 국면에서 숨을 들이마시는 방법이 가장 좋다. 그리고 잊지 마라, 숨을 깊이 들이마시려면 먼저 숨을 끝까지 뱉어 내야만 한다!

4. 심박 측정기를 활용하라

이 조언은 필수가 아니라 선택이다. 운동을 하는 동안 심장이 얼마나 일했는지 눈으로 확인하는 것이 상당히 도움이 될 수가 있다. 사실, 살을 뺄 목적의 운동과 심폐 지구력을 키우는 운동을 동일한 리듬으로 해서는 안 된다. 본인의 최대 심박 수를 알아 두고 운동 중에도 간간이 심박 수를 확인해 보라.

5. 다양한 즐거움을 마련하라

흉근 운동, 배근 운동, 복근 운동……. 꼬박꼬박 운동을 하러 가지만 어제나 오늘이나 늘 똑같은 운동을 지루하게 반복하고 있다는 느낌이 드는가? 그렇다면 과감하게 습관을 바꿔 보는 게 어떨까? 근육을 단련하고 있다면 다양한 방법을 시도해 보는 것이 좋다. 몸은 반복적 패턴에 익숙해지기 쉬워서 일정 시점이 지나면 발전이 없다. 한 달에 한 번씩 운동 방법을 바꾸거나 이따금 아예 종목을 바꿔 도전해 보라. 예를 들어, 서킷 트레이닝은 근육과 심장을 발달시키는 단순한 트레이닝 종목 몇 가지를 연속으로 수행하게 되어 있지 않은가!

6. 속도를 조절하라

다양성을 꾀하라는 위의 조언은 조깅 애호가들에게도 해당된다. 같은 코스를 달리더라도 구간을 생각하면서 달려라. 다시 말해, 속도를 내는 구간과 살살 뛰는 구간이 번갈아 있어야 한다. 이러한 기법이 지구력을 강화하고 달리기 기술도 발전시킨다. 한번 해보라. 한동안 속도를 냈다가 또 한동안은 천천히 달리는 거다. 몸이 하는 말에 귀를 기울이면서 절대 무리하지 말고! 처음에는 리듬 조절이 쉽지 않을 것이다. 천천히 달리는 것조차 어렵다면 그 구간은 그냥 걸어가도 좋다. 구간 달리기는 그 밖에도 지구력과 참을성을 함께 길러 주는 좋은 방법이다. 다리 근육은 당연히 튼튼해지고, 대부분 잘 모르고 있지만 오르막길을 달리거나

할 때 많이 동원되는 상체 근육(등 근육, 등세모근, 팔 근육)도
튼튼해진다.

7. 자기 컨디션에 주의를 기울여라

늘 하던 운동을 할 뿐인데도 예사롭지 않은 징후들을 느낄 때가
있다. 그렇다면 여러분 몸이 여러분에게 말을 걸고 있는 거다.
귀를 기울여라! 어떤 느낌들은 그 자체로 경고 신호다. 예를 들어
왼쪽 가슴에 통증이 있다든가, 심하게 숨이 찬다든가, 운동을 하는
동안이나 그 후에 맥박이 심상치 않게 뛴다든가…… . 이런 증상은
심장에 문제가 생겼다는 신호일 수 있다. 당장 운동을 멈추고
의사를 불러라.

8. 한 단계 한 단계 나아가라

프랑수아 미테랑 대통령은 〈시간에게 시간을 줘야 한다〉는
말을 자주 하곤 했다. 미테랑을 본받자! 우리도 시간에게 시간을
줘야 한다. 정치에서나, 운동에서나, 차근차근 단계를 밟지
않으면 기어이 탈이 나고 만다! 운동을 하면서 부상을 입거나,
신체적으로든 정신적으로든 원점에서 출발하는 기분이 드는
맥 빠지는 순간을 맞는 것이다. 그렇게 다시 시작을 하면…… .
스포츠 닥터라면 누구나 하는 말이 있다. 훈련은 양이나 강도를
점차적으로 늘려야 한다. 특히 밟아야 할 단계를 무시해선 안
된다. 언뜻 따분해 보이기만 하는 단계들이 기본 중의 기본이다.

그중에서도 워밍업(운동 전 단계)과 스트레칭(운동 후 단계)은
내가 누누이 강조하는 바이다.

9. 스트레칭을 하라

운동깨나 한다는 사람들도 스트레칭을 빼먹곤 한다. 자기는 이미
충분히 유연하다고 생각하거나 그냥 이 기본 단계를 깜박 잊는
것이다. 스트레칭은 유연성을 길러 준다는 명백한 효과 외에도
우리 몸의 에너지를 재분배하기 때문에 운동으로 지친 몸을 더
빨리 회복시켜 준다. 게다가 혈액이 심장으로 돌아가는 환류도
촉진한다. 요컨대, 스트레칭을 빼먹으면 여러분의 운동은 답보
상태에 빠지기 쉽다. 운동을 마무리하는 시간을 꼭 마련하고
스트레칭을 하라. 절대로 시간 낭비가 아니다! 그리 멀지 않은
과거에 스트레칭이 오히려 〈아주 가벼운 트라우마〉를 남길
수 있다고 주장한 사람들도 있었다. 그러한 주장을 듣고서
스트레칭을 그만두기로 작정한 사람들도 더러 있을 것이다.
나는 그들에게 거듭 말한다. 스트레칭은 어떤 경우에도 통증을
유발해서는 안 된다. 저마다 자기에게 알맞게 무리 없이 진행해야
한다. 스트레칭을 정 못하겠으면 다리를 주무르고 근육을 풀어
주는 것이 최선이다. 열심히 해보겠다는 마음만 있으면, 그 정도는
누구라도 할 수 있다.

10. 회복에 힘써라

지난번 운동의 피로가 채 풀리지도 않았는데 또 운동을 하려면
힘이 든다. 그렇다, 끝났다고 해서 끝이 아니다! 기력 회복도
훈련 프로그램의 엄연하고도 진지한 한 부분이다. 어떻게 해야
하느냐고? 물을 수시로 마실 것, 녹말질이 함유된 식사를 잘 챙겨
먹을 것, 충분한 수면 시간을 확보하고 늘 일정한 시각에 잠자리에
들 것. 여러분이 이 부분을 제대로 충족시키지 못하면 다음번
운동에 그 여파가 돌아온다!

11. 얼음주머니를 상비하라

국적, 신체적 상태, 수준과 기량을 떠나서 운동을 하는 사람이라면
누구나 자기 집 냉장고에서 얼음주머니를 상비해야 한다! 근육이
찢어지거나 너무 늘어났을 때, 멍이 들거나 가벼운 근육 이상을
느낄 때 그 부위에 차가운 것을 대고 있어야 한다. 얼음찜질은
빠르면 빠를수록 좋다! 아플 때 바로 쓸 수 있도록 준비해 두자.
냉찜질은 부종을 가라앉히고 조직 섬유에 피가 스미는 현상을
늦춰 준다. 그래서 통증에 무감각해진다는 즉각적 효과가 있다.
그러므로 냉동고에서 항상 얼음주머니가 여러분을 기다리고
있다고 생각하면 든든할 것이다. 유비무환이라는 말도 있지
않은가. 물론 얼음주머니를 쓸 일이 없다면 더 좋겠지만……

운동하면서 꼭 피해야 할 것

1. 운동 직전에 커피를 마시지 않는다

커피는 만인의 벗이다. 하지만 커피의 이뇨 효과와 심장 박동 및 고혈압을 재촉하는 효과는 이미 다 알려져 있다. 그렇다, 운동하는 사람들에게는 커피가 덫이다! 커피가 뇌 기능을 자극하는 각성 효과가 있으니 운동에도 좀 도움이 되지 않겠느냐는 사람들도 있겠으나……. 엄청난 착각이다. 사실, 커피는 심장의 혈액 순환을 저해한다. 그래서 커피를 마시면 신체에 산소 공급이 덜 원활해진다.

2. 대기 오염이 심할 때는 운동을 하지 않는다

미세 먼지가 많은 날에는 가만히 있어도 호흡기가 편치 않다. 그런데 이런 날 운동까지 한다면 골치 아파진다. 운동을 하면 심폐 활동이 빨라지고 외부 공기와 그 속의 미세 먼지를 더 많이 들이마시게 되기 때문이다. 오존, 이산화질소, 황 화합물 등 거창한 이름을 지닌 이 〈못된 것들〉이 호흡기 점막을 공격하고 기침이나 재채기를 유발하는 것은 물론 만성 기관지염을 낳기도 한다.

3. 몸의 소리를 듣되 너무 휘둘리지는 말자

좀 피곤하다는 이유로, 오래전부터 잡혀 있던 운동 일정을 취소하고 싶을 때가 있다. 그러면 안 된다. 그럴수록 운동을 하고 나면 기분이 더 상쾌해진다. 운동이 귀찮아질 때 중요한 것은 일정은 그대로 소화하되 운동 강도를 조절하는 것. 이 기회에 신체적 역량보다 기술적인 부분에 집중해 보는 것이다. 개인 기록 경신은 컨디션을 되찾은 다음에 해도 된다.

4. 발에 맞지 않은 신을 신고 운동하면 안 된다

조깅교에 빠진 사람들에게 특히 해주고 싶은 말이다. 혹시 맨발로 조깅을 해본 적 있는가? 맨발 달리기가 건강에 좋다고 주장하는 사람들이 가끔 있다만, 솔직히 기분 좋은 느낌은 아니지 않은가? 신발의 중요성을 새삼 뼈저리게 느낄 것이다! 달리기를 그저 손쉬운 운동으로 생각하면 안 된다. 달리기야말로 좋은 장비를 갖춰야 하는 운동이다. 인터넷 쇼핑이 대세인 줄은 나도 알지만 운동화는 직접 가서 이것저것 신어 보고 개인적으로 조언도 구하면서 고르기 바란다. 운동용품 전문점에 가면 분명히 운동화에 대해서 잘 알고 진지하게 도움을 줄 점원이 있을 것이다. 이 점원이 여러분이 신고 있는 신발창이 어떤 모양으로 닳았는지 확인하거나 여러분에게 카펫 위에서 한번 걸어 보라고 한다면 조짐이 좋은 거다. 혹시 조깅을 나갈 때마다 몇 킬로미터나 달리는지 물어 본다면 역시 조짐이 좋다. 요즘은 고객들이 편안하게 제품에 대해서 상담하는 것을 환영하는 편이다. 그런 전문 상담 직원이 선택의 길잡이를 마련해 주면 여러분은 그 범위 내에서 마음에 드는 디자인이나 색상을 택할 수 있다.

5. 좋은 운동화가 답이다

좋은 러닝슈즈는 신었을 때 즉각 발이 편안하다. 그럼 된 거다! 형광 분홍색이든 연두색이든 그런 건 내가 알 바 아니다! 운동화의 마모 상태에도 신경을 쓰자. 밑창의 앞과 뒤가 모두 어느 정도 두께가 있고 튼튼해야 한다. 앞이 중요하다. 그렇지만 운동화를 웬만큼 신고 나면 주로 뒤축이 아스팔트에 닿고 닳아 새것이 갖고 싶어진다. 한 가지만 더 조언할까. 조깅용 운동화는 시내에서 외출용으로 신는 운동화보다 약간 넉넉하게(한 치수 크게) 신어라. 몇 킬로미터씩 달리고 나면 발이 붓기 때문에 발가락이 운동화 속에서 갑갑함을 느낄 수도 있다. 정말 지겨운 말이 될 줄 알면서도 한번 더 말한다. 운동화의 품질을 두고는 타협하지 말라. 견고하면서도 탄성이 있고 밑창이 잘 갖춰진 제품이라야만 한다. 좋은 운동화를 고르면 아마추어들이 저지르기 쉬운 최악의 실수를 피해갈 수 있다. 관절에 무리가 갈 것 같다는 이유로 아스팔트길 대신에 다소 물렁한 흙길에서 조깅을 하는 사람들이 있다. 잘못 생각한 거다! 지면이 단단할수록 관절에 충격이 가기는 하지만 그래도 훨씬 안정감이 있다. 그러니까 거듭 말하건대, 좋은 운동화가 답이다!

6. 밥을 먹자마자 운동해서는 안 된다

식후에 운동을 하려면 세 시간은 기다려야 한다. 먹은 것이 소화되는 데 세 시간이 걸리기 때문이다. 운동을 전문적으로 하는 선수들도 다 이렇게 한다. 그들이 이러는 데에는 마땅한 이유가 있지 않을까? 자, 그러면 문제를 약간 뒤집어서, 운동하기 전에 뭘 먹어야 할지 생각해 보자……. 밥이나 파스타 같은 탄수화물, 생선이나 가금류 단백질 그리고 식이섬유가 풍부한 채소는 든든히 먹어도 된다. 반면에 유제품은 운동 전에 먹지 않는 것이 좋다. 유제품 섭취가 힘줄에는 좋지 않기 때문이다.

7. 허기를 느끼는 상태로 운동해서는 안 된다

허기는 운동의 적이다! 그렇지만 허기는 얼마든지 예방할 수 있다. 운동을 갈 때 가벼운 먹을거리와 물을 늘 가지고 다녀라. 배고픔이나 갈증을 느낀다면 벌써 늦은 거다. 자동차가 달리려면 연료가 필요하듯, 운동을 앞둔 신체에도 최대한의 연료가 확보되어 있어야 한다. 그러니 수시로 물을 마시고 끼니를 거르지 말라. 배가 고프면 뭐라도 조금씩 뜯어 먹어라. 시리얼 바나 견과류처럼 소량으로도 든든한 에너지원이 되는 먹을거리를 갖고 다니자!

8. 이유 없이 운동을 중단해서는 안 된다

잘하던 운동을 갑자기 중단하면 혈관의 확장력이 급격히 떨어진다. 결과적으로, 동맥이 굳어진다. 그래서 운동하는 습관을 잘 들이다가 중단하면 이만저만 손해가 아니다. 실제로 운동은 동맥의 혈관 운동성을 개선한다는 특징이 있다(혈관이 수축되거나 확장되는 탄성이 좋아진다는 뜻이다). 그래서 운동을 하면 혈액 순환이 좋아지고 산소와 영양이 신체 구석구석 잘 전달된다. 이러한 기제는 지방 조직에 노폐물이 쌓이지 않게 배출시키는 해독 효과도 있다. 그러니 지금 운동을 하고 있다면 앞으로도 계속하라!

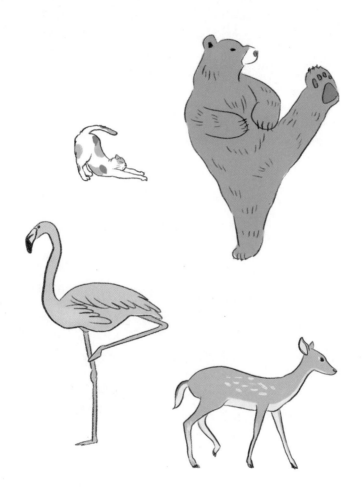

제4장

건강 관리를 위한 조언

다섯 셀 동안 사기를 끌어올리는 법

피곤한가? 꼼짝도 못하겠다고? 될 대로 되라 싶은가? 본인의
상태를 자각했다는 것만으로도 나쁘지 않다. 깨달아야 행동할
수 있다. 그리고 여러분이 기운을 내기 위해 동원하는 방법들은
여러분이 생각하는 것보다 훨씬 적용하기 쉽다. 자신이 재미로
하는 일은 무엇이고 어쩔 수 없이 하는 일은 무엇인지 생각해
보라. 파악이 끝났다면 여러분의 일상 속에서 재미로 하는 일을
조금 더 늘리고 어쩔 수 없이 하는 일을 조금 줄여 보자. 무엇보다
혼자 있지 마라. 일부러라도 친구들을 만나서 시간을 보내라.

   그리고 운동을 하라. 운동이 영 내키지 않으면 그냥 몸을
좀 움직이든가 잠시 걷다가 들어와도 좋다. 어떤 운동을 하든
상관없다. 여러분이 움직여 줘야만 엔도르핀이 나온다. 삶의
의욕과 유쾌한 기분을 되찾고 싶다면 엔도르핀이라는 친구의
도움이 꼭 필요하다. 이왕 움직일 거라면 집 밖으로 나가라. 햇빛을
최대한 많이 받을 기회니까. 여러분은 늘 햇빛을 찾아다녀야 한다.
그래야만 우울증을 막아 주는 세로토닌을 새로이 충전할 수 있다.
먹을거리에도 신경을 쓰자. 비타민 B군, 마그네슘, 아연은 사기를
북돋아 주는 효과가 있으니 잘 챙겨 먹자.

신학기 피로를 물리쳐라

피로는 일 년 내내, 우리 모두를 노린다. 그런데 요놈이 좀
더 적극적으로 우리를 덮치는 시기가 있다. 여름휴가 혹은
여름방학을 끝내고 복귀하면 몇 주 동안은 유독 몸이 힘들다.
즐거웠던 여름은 벌써 아득한 추억 같고, 마음은 원이로되
몸은 무기력의 징후들을 하나씩 드러낸다. 직장이나 학교에
복귀하면 생활 리듬이 바뀌고 수면 시간도 줄어들기 때문에
그러한 징후들은 거의 불가피하다. 게다가 가을이 오면 해가 나는
시간이 짧아진다. 여름이 가면 날씨가 점점 나빠진다는 생각은
무의식적으로 그러나 확고하게 우리의 머릿속에 자리 잡고 있다.
그래서 마냥 손 놓고 있을 건가? 천만의 말씀이다! 여러분은 그런
선입견과 싸워야 한다.

맨 먼저 해야 할 일은 운동이다. 운동이 이미 여러분에게
생활의 일부라면 절대로 그 운동을 놓지 말라. 하기 싫어졌다고
해서 그만두면 안 된다. 운동이 여러분에게 뜬구름 잡는 소리처럼
느껴진다면 최소한 매일 산책이라도 나가야 한다. 집에서 나갈
때 엘리베이터보다는 계단을 이용하자. 그것만으로도 예사롭지
않은 이득을 챙기게 될 것이다. 식단에 신경을 쓰는 방법도 있다.
피로는 곧잘 철분 결핍의 신호다. 그러므로 고기, 생선, (건조
상태의) 렌틸콩, 강낭콩을 챙겨 먹자. 이 시기의 제철 채소로는

비트나 당근 같은 뿌리채소도 추천한다.

여가 활동에도 신경을 쓰자. 가을의 문화적 정취에 흠뻑
젖기에 너무 늦지 않았으니까. 가을은 프랑스 서점가에 신간
도서가 우르르 쏟아져 나오고 언론계가 이에 화답하는 계절이다.
마음이 끌리는 책을 한 권 구입해 읽어 보라. 기분 전환도 되고,
주위 사람들과 공유할 화제도 생길 것이다. 마지막으로, 마음을
가라앉혀 주고 다시 한번 기운을 불어넣어 주는 〈긍정적 사고〉를
잊지 말라. 가을이 왔다면 크리스마스를 생각하기에 너무 이른
때는 아니지 않은가? 크리스마스에 무엇을 할까? 누구와 어디서
크리스마스 휴가를 보낼 것인가? 아이와 조카들 그리고 사촌들과
오붓한 한때를 보내야지……. 지금부터 크리스마스 선물로 뭘
받고 싶은지 아이들에게 물어 보라! 리스트를 작성해 보아도 좋다.
그런 소소한 일들을 준비해 놓으면 마음이 되레 가벼워진다.

홀가분한 정신은 건강한 몸으로 나아가는 첫걸음이다. 머리가
앞장서면 몸은 따라가는 법이니……. 또 하나 주의해야 할 독감
바이러스, 이놈은 음흉하게 빨리도 마수를 뻗친다. 그러므로
여러분이 만 65세가 넘었다면 매년 독감 예방 주사를 맞을 것을
조언한다. 〈감기쯤이야 저절로 낫는 거지〉라면서 위험성을
얕보는 사람들이 많은데 그런 분위기에 휩쓸리지 말자. 감기나
독감은 전염성이 매우 강한 호흡기 질환으로, 여러 가지 합병증을
낳을 수 있는 데다가 드물게는 그 자체만으로도 사망 원인이 된다.
주치의와 상담하면 적절한 조언을 들을 수 있을 것이다.

겨울에 우울해지는 사람들

겨울, 비, 눈, 추위, 잿빛 풍경, 아무것도 하고 싶지 않다……. 여러분도 이 흔해 빠진 의식의 흐름에 익숙한가? 기분이 축 처진다고? 만성 피로? 치밀어 오르는 불안? 마음잡고 집중하기가 너무나 힘들다고? 되는 일이 없다고? 힘내라! 사람 일은 어떻게 될지 장담할 수 없다. 당신은 그저 윈터 블루스winter blues를 잠시 앓는 중일지도 모른다. 명칭만 보아도 짐작할 수 있듯이 이 가벼운 계절성 우울증은 주로 겨울에 찾아온다. 여러분이 특별히 잘못한 건 없다. 그렇지만 화창한 봄날이 올 때까지 마냥 기다리고 있을 수만도 없으니 대책에 나서자.

여러분 잘못이 아니라고 말한 이유는, 동절기에 급격히 줄어드는 일조량에 원인이 있기 때문이다. 날씨 좋은 여름날에는 10만 럭스의 빛을 누릴 수 있다. 그래서 우리는 기운이 뻗친다! 문제는, 겨울철에 조도가 2,000럭스로 급감한다는 거다! 적다. 적어도 너무 적다. 그러니 기운이 나지 않는다. 여러분의 생체 시계가 평소처럼 잘 작동하지 않을 것이다. 일례로 수면 호르몬인 멜라토닌의 분비만 보더라도 일조량의 영향은 무시할 수 없다. 멜라토닌은 낮 동안 억제되었다가 주로 밤에 분비가 활성화된다. 그런데 우중충한 날씨가 이어지거나 비가 오면 우리 몸이 낮에 분비하는 멜라토닌의 양은 많아진다. 그러니 기분이 축 처지거나 졸음이 오는 것도 당연하다.

여러분이 대책을 세워야 한다. 문제의 뿌리를 공략하자! 일광 치료 혹은 광선 치료를 받아 보면 어떨까? 광선 치료는 항우울제 뺨치게 효과가 좋으면서도 약물을 쓸 때만큼 부작용이 크지 않아서 점점 더 각광받고 있다. 자외선과 적외선 필터를 구비한 기구로 빛을 쐬기 때문에 피부에도 전혀 위험하지 않다. 광선 치료는 더욱더 널리 보급되고 처방되어야 한다. 유일한 단점은 의료 보험이 적용되지 않는다는 것이다. 그래도 언젠가는 되지 않을까.

이완 요법은 허리에도 좋고 매사에 좋다

〈허리가 휜다〉는 표현은 낯설지 않을 것이다. 〈힘들어
죽겠다〉, 〈더는 못 견디겠다〉라는 뜻이다. 이러한 표현은 괜히
나온 게 아니다. 신체적으로 긴장된다는 의미, 그만큼 허리에 지고
있는 것이 많다는 의미다. 이럴 때 그 무엇보다 필요한 것이 이완
요법이다. 이완 요법을 바로 떠올리지 못하는 실태가 안타깝다.
이 요법은 누구나 할 수 있기 때문이다. 이완 요법은 일단 정신과
근육의 긴장을 푸는 것이다. 자신의 신체와 정신이 지금 이 순간
어떤 상태에 있는가를 자각하는 연습을 함으로써 그러한 목표에
도달할 수 있다. 특별한 장비도 필요치 않으며 어디 꼬박꼬박
나가서 배울 필요나 수련 상대도 필요가 없다. 자기 자신과 약속을
잡고 자기 몸과 약간의 시간만 준비하면 된다.

솔직히 돈도 안 들고 참 좋지 않은가! 다양한 기법들이
제시되고 있으나 목표는 하나다. 몸을 지나친 긴장에서 해방시킬
것. 환경도 어느 정도 받쳐 줘야 한다. 롤링 스톤스를 쩌렁쩌렁하게
틀어 놓고 몸과 마음을 이완시킬 수 있을까? 지나치게 밝지
않으면서 조용한 장소, 너무 덥거나 춥지 않은 공간이 적합하며
옷을 너무 덥게 껴입거나 얇게 입지 않아야 한다. 또한 이완은
연습으로 충분히 이루어질 수 있다. 앉은 자세에서는 안락의자에
목을 기대고 두 팔은 팔걸이에 올려놓는다. 누운 자세에서는

고개를 똑바로 가누고 몸에는 얇은 이불을 덮는다. 두 팔은 몸 옆에 가지런히 놓고 다리는 살짝 벌린다. 이제 마음을 비울 수 있다. 마음을 비우려면 잡념을, 잡념을 낳는 모든 것을 떨쳐 내야 한다. 따라서 스마트폰은 잠시 끄든가 멀리 치워 버려라. 태블릿 PC의 푸르스름한 빛도 긴장을 풀고 이완 상태로 들어가는 데에는 도움이 안 된다(완곡하게 말한 거다). 텔레비전에 대해서는 물어볼 것도 없다! 무음 상태로 화면만 틀어 놓는 것도 허락할 수 없다.

눈을 감고 자신의 호흡을 의식하라. 자신이 숨 쉬는 소리에 귀를 기울이고 그 소리를 음미하라. 숨을 깊이 들이마시고 끝까지 내뱉는다. 들숨과 날숨이 오가는 이 리듬이 마음을 달래 주고 몸에서 자연스럽게 힘을 빼준다. 무엇을 생각해야 하나? 여러분의 근육에만 집중하라. 근육에 힘을 주었다가 풀었다가 해보라. 하나하나, 천천히. 발에서 시작해서 머리로 차차 올라오는 것이 좋다. 신체 부위 하나하나 긴장을 풀면서 느긋하게 집중하라. 눈을 감은 채로 자신만의 가상적 이상 세계를 그려 보라. 어떤 색상을 떠올리자. 여러분이 좋아하는 색상이어야 한다. 파란색을 좋아하면 파란색을, 분홍색을 좋아하면 분홍색을 떠올려 본다.

나를 기분 좋게 하는 장소, 사물, 장면을 머릿속에 떠올리자. 여러분이 생각하는 행복, 성공, 안정감과 연결된 이미지들을 잔뜩 떠올려 보라. 파도 소리를 좋아하는가? 그럼, 그 소리를 상상하라. 박하 향기를 맡으면 기분이 좋아진다고? 상상하라! 지난번에 친구들과 함께 배를 잡고 웃었던 기억이 생생한가? 기쁨을 연장하라, 돈 드는 일도 아니다! 다시 한번 강조하지만 이런 연습은 누구라도 할 수 있다. 진부하고 별것 아닌 듯 보이지만 이런 연습을 통하여 자신의 내면에 접속할 때 나타나는 이로운 효과들은 의심의 여지가 없다. 내 조언은 이렇다. 아침 식사 전 혹은 퇴근 후 (저녁 식사 전에) 이 연습들을 실천에 옮겨 보라. 한 시간 가까이 하든, 10분만 할애하든 여러분 마음대로다. 하지만 연습을 많이 할수록 이완 상태로 옮겨 가는 시간은 단축된다. 이건 훈련의 문제다. 우리 몸은 빨리 배운다.

근골격계 질환 예방

근육, 힘줄, 신경은 의학 용어로 〈연부 조직soft tissues〉에
해당한다. 우리의 신체 활동에 시도 때도 없이 동원되는
조직들이니만큼 관련 질병도 많다. 건염(힘줄이 손상되거나
염증이 생긴 경우), 손목 터널 증후군(정중 신경 압박에서
비롯되는 손과 팔의 통증), 건초염(어깨, 손, 발의 류머티즘),
상과염(〈테니스 엘보〉로 더 유명하다), 윤활액 낭종(팔꿈치가
크게 부어오른다. 꽤 섹시해 보일지도……), 그 밖에도 회전 근개
건병증이라든가(이 경우, 한쪽 어깨에서 다른 쪽 어깨로 통증이
이동한다) 여타의 많은 질병이 있지만 이만 생략한다.

    이러한 병은 신경성일 수도 있고(신경이 눌려서 신경 신호를
정상적으로 전달하지 못하는 경우) 근육이 수축되고 혈관이
당겨져서 노폐물 배출에 문제가 생긴 것일 수도 있다(이 경우,
확실하게 허리 통증이 있을 것이다). 혹은 추간 연골 문제일 수도
있다(흔히 〈디스크〉가 있다고 하는 경우다). 자질구레한 이 모든
질병을 하나로 묶어 〈근골격계 질환TMS*〉이라고 지칭한다.
근골격계 질환은 선진국에서 더 흔하고 본인도 의식 못한 채
병을 키우는 사례도 많다. 모두가 이 질병들의 전조를 예민하게

   • troubles musculo-squelettiques.

알아차리고 주의를 기울이지 않기 때문이다. 그렇지만 그 전조는 아주 뚜렷하다.

여러분의 상태가 다음과 같다면 〈나도 혹시?〉라고 의심을 품어 보는 것이 마땅하다. 조금이라도 운동을 하면 근육과 관절이 쑤시고 아프다, 예전에는 전혀 문제없이 할 수 있었던 동작이 이제 안 된다, 손에 개미들이 들끓기라도 하는 것처럼 따끔따끔하거나 아예 마비된 느낌이 든다, 뚜렷한 이유 없이 곧잘 손이나 팔에 감각이 없다, 고질적으로 몸이 뻣뻣하거나 근육 경련을 경험한다, 손가락 중 하나가 본인 의지와 상관없이 구부러지는 경향이 있다 등. 이러한 징후들의 원인으로는 스트레스, 과도한 운동, 한자리에 오래 앉아서 하는 일, 반복적 동작 등을 들 수 있다. 특히 겨울철 추위는 이 질병들을 더욱 견디기 힘들게 만든다. 그렇지만 손상을 제한할 수 있는 방법은 분명히 있다. 일단, 이 지경까지 가지 않는 것이 최선이다! 이 자명한 이치를 실천에 옮길 수 있도록 여러분에게 몇 가지 예방 조치를 알려주겠다.

목뼈 통증 다스리기

〈그런데요, 베개를 마지막으로 바꾼 때가 언제죠?〉 괜히
물어보는 말이 아니다. 푹 주저앉은 낡은 베개로는 목뼈 상태가
좋아질 수 없다. 똑바로 누워서 자는 편인가? 그렇다면 문제없다.
다소 단단하다 싶은 베개를 추천한다. 아, 엎드려 자기를
좋아한다고? 그렇다면 속이 너무 빵빵하지 않고 다소 납작하면서
부드러운 베개를 구입하라. 어떤 자세로 자든지 머리가 척추의
자연스러운 연장선상에 위치하도록 베개를 받쳐야 한다.

　　〈마지막으로 안과에서 검진을 받으신 때가 언제입니까? 치과
정기 검진은 언제 받으셨죠?〉 앞 질문과 마찬가지로 이것도
공연히 던지는 질문이 아니다……. 치과나 안과 문제로 목뼈에
통증을 느끼는 환자들이 꽤 많기 때문이다. 시력이 떨어지면 자꾸
목을 쭉 빼게 되고, 결국 우리의 시선과 함께 작동하는 머리통
아래 근육, 정확히는 후두부 근육에 무리가 간다. 이로써 일종의
악순환이 자리 잡는다. 이 고리를 끊어 내려면 일 년에 한 번은
안과 검진을 받아야 한다. 그리고 모니터의 밝기나 반사광에
신경을 쓴다든가 하는 단순한 조치들도 염두에 두자(가령, 낮과
밤의 모니터 밝기를 달리한다든가).

　　여성분들의 가방을 보고 있노라면 어디 피난이라도 가시는가
싶을 때가 있다. 가방에 든 것이 많으면 당연히 무겁다…….

게다가 언제나 왼쪽 아니면 오른쪽 어깨로만 가방을 메는 습관은 몸을 삐뚤어지게 해서 목뼈 통증의 원인이 되곤 한다. 첫 번째 팁, 가방을 멜 때는 오른쪽 어깨와 왼쪽 어깨를 번갈아 활용하자. 두 번째 팁, 수시로 가방 정리를 해서 필요 없는 물건은 빼자. 세 번째 팁, 무거운 가방 한 개를 들기보다는 어깨에 하나, 손에 하나, 이런 식으로 무게를 분산하라. 네 번째 팁, 백팩을 애용하라. 등이 파인 드레스 차림에는 곤란하겠지만…….

스마트폰과 태블릿 PC 중독자들은 목과 등을 가급적 곧게 유지해야 한다. 그러지 않으면 거북목은 여러분이 따 놓은 당상이다! 컴퓨터 사용자는 고개를 앞으로 빼거나 구부리지 않게끔 모니터를 항상 눈높이에 둔다. 스마트폰이 없으면 문제가 없을 거라 생각하는가? 틀렸다. 집 전화로 통화할 때 수화기를 귀와 어깨 사이에 끼우는 습관도 좋지 않다. 몸을 비대칭적으로 사용하는 반복적 동작들은 모두 다 그렇듯이, 그런 동작도 몸을 삐뚤어지게 만든다. 이런 조언들을 다 지키는데도 목이 뻐근하다는 느낌이 들 때가 있을 것이다. 고개를 앞으로 숙였다가 뒤로 젖혀 보라. 홱 꺾지 말고 천천히 이동시키는 느낌으로. 그다음에는 고개를 왼쪽 그리고 오른쪽으로 돌린다. 어깨에 힘을 빼라. 그리고 다시 처음으로 돌아가 고개를 숙인다. 이런 식으로 목 운동을 해주면 분명히 도움이 된다.

다리 통증 다스리기

다리가 천근만근이라면 혈액 순환이 잘되지 않는다는 뜻이다.
그러므로 아침에 일어나자마자 혈액 순환부터 챙기자. 가벼운
운동으로 피가 잘 돌게 자극을 줄 수 있다. 똑바로 서서 한쪽
무릎을 들어 올린 채로 옆으로 옮긴다. 한쪽 다리로 버티고 서서
하체를 벌리는 느낌이라고 생각하면 되겠다. 오른쪽 다리와 왼쪽
다리를 번갈아 가며 10회 반복한다. 그다음에는 발끝으로 섰다가
발뒤꿈치로 섰다가를 10회 반복한다. 이 같은 아침 의식은 다리의
근육과 관절을 깨우고 혈액 순환을 최적화한다. 무리를 주지
않으면서도 효과적이다.

　　청바지, 스타킹, 긴 양말, 부츠……. 뭐가 됐든 하체에 딱
달라붙는 디자인은 분명히 혈액 순환에 영향을 미칠 것이다.
패션을 생각하면 아예 안 입을 수는 없겠지만 때때로 품이
넉넉한 옷과 편안한 신발을 착용하자. 특히 좌석이 좁고 불편한
비행기나 열차를 탈 일이 있다면 옷과 신발은 더 편해야 한다.
압박 스타킹 착용자라면 그보다는 조금 더 편안한 압박 레깅스가
대안이 될 수 있겠다. 하체에 딱 붙기는 마찬가지지만 특수
재질이 다리의 피로를 덜어 준다. 조금만 피곤하면 다리가 퉁퉁
붓는 사람들에게는 요긴한 대책이 될 것이다. 천근만근 무거운
다리와 바짝 마른 입의 공통점은? 수분 섭취를 필요로 한다는

점이다. 수분이 충분히 공급되어야 피로가 풀린다. 물 마시는 것도 지겹다고? 유럽종 적포도나 마로니에 추출물 등 다리 부종에 효과적인 식물성 차 제품을 구입할 수 있다. 이러한 제품들의 다소 복잡한 효능에 대해서는 약사 및 식물 약학 전문가의 도움을 받기 바란다.

다리는 꼬고 앉지 말자. 우아하게 보일지는 모르지만 혈액은 장딴지에 정체되려는 경향이 있기 때문에 다리가 금세 피곤해진다. 앉은 자세에서는 두 발을 나란히 땅에 붙여 두는 것이 가장 이상적이다. 그리고 의자 높이를 본인의 체형에 맞게 조절하기 바란다. 여러분의 골반과 무릎과 발목이 각기 서로 직각을 이루어야 한다. 발, 장딴지, 허벅지 순으로 찬물 샤워를 해주면 다리에 기운이 난다. 냉장고에 미리 넣어 차게 식혀 둔 찜질 팩으로 아래에서 위쪽으로 마사지를 해주어도 효과가 좋다. 일을 하다가 이따금씩 짬을 내어 스트레칭도 해주자. 의자에 앉은 자세 그대로 다리를 쭉 펴본다. 발뒤꿈치를 바닥에서 떼지 않은 채로 최대한 멀리 밀어내면서 발끝은 자기 쪽으로 끌어당긴다. 이러한 다리 스트레칭은 40초로 충분하다.

손목 터널 증후군 다스리기

우리 모두에게는 정중 신경이라는 것이 있다. 이 신경은 팔 위쪽에서 쭉 뻗어 나와 손에서 삼각형을 이루며 엄지, 검지, 중지, 약지로 이어진다. 그런데 정중 신경이 손목 즈음에서(수근관, 다른 말로는 손목 터널) 눌리는 경우가 종종 있다. 이 경우, 손이 따끔따끔하거나 심하게 저리고 감각이 둔화된다. 이렇게 되는 원인이 호르몬이나 신진대사(임신, 폐경, 당뇨 등)에 있을 때도 있다. 그렇지만 손목 터널 증후군은 대개 어떤 사고의 후유증이나 (정원사나 목수, 육체노동자 등의) 반복적 손동작이 원인이 된다. 팔과 손을 많이 써서 일하는 사람들은 수시로 자세를 바꿔 주는 노력이 필요하다. 또한 연장을 항상 잡거나 집어 올릴 때에도 가급적 손가락 끝에 무리를 주지 말고 손 전체를 써야 한다. 그래야만 손목을 풀어 줄 수 있기 때문이다.

컴퓨터는 우리의 생활을 바꿔 놓았다. 컴퓨터 사용으로 인한 손목 터널 증후군이 급증해서 이제는 선진국에서 가장 흔한 직업병이 되었을 정도다. 그러므로 자세와 동작에 유의하고 장비를 잘 갖추는 것이 중요하다. 마우스는 인체 공학적으로 설계되어 손목에 무리가 덜 가는 제품을 추천한다. 자판 바로 앞에 손목 패드 혹은 도톰한 천을 깔아 두는 것도 좋다. 손목에 압박을 많이 받는 지점들을 풀어 줄 수 있기 때문이다.

키보드도 인체 공학적으로 설계된 제품을 추천한다. 잘 보면 키보드가 그냥 통으로 되어 있는 제품도 있고 두 부분으로 나뉘어 있는 제품도 있다. 후자의 경우, 두 부분이 양쪽 어깨와 나란히 놓여야 한다. 전자의 경우, 숫자 키 부분을 떼어 낼 수 있으면 떼어 내고 마우스가 어깨 바로 앞에 위치할 수 있도록 조정하라. 마우스를 다루면서 무엇보다도 손목이 위로 들리는 동작을 피해야 한다. 손목이 그런 식으로 꺾이는 것이 관절에는 치명적이다. 항상 팔꿈치에서 손목까지가 상체와 수직을 이루게 하라. 팔이 책상에 닿는 지점이 손목보다는 팔꿈치에 더 가까워야 한다.

눈의 피로 다스리기

서류나 책 혹은 자료를 엄청나게 읽어야 하는 직업들이 있다.
잠수부의 수중 전등에 드러난 물고기마냥 인상을 쓰지 말고
읽어야 할 자료나 책을 눈에서 50~60센티미터쯤 떨어뜨려 놓자.
눈의 피로를 덜려면 눈이 바라보는 대상과의 거리가 웬만큼
확보되어야 한다. 깨알 같은 글씨의 책을 들여다보아야 하는
사람은 간간이 눈을 쉬게 해야 한다. 잠시 책을 덮고 바람을 쐬고
오든가, 한 페이지가 넘어갈 때마다 일부러 시간을 들여 먼 곳을
바라보는 방법을 쓰든가, 중간에 인공 눈물을 넣어 주든가…….
눈이 한결 편해질 것이다. 요즘 직장에서 컴퓨터 없이 일하기란
거의 불가능하다. 하지만 집에서는 컴퓨터를 조금 멀리 할 수 있지
않을까. 이건 어디까지나 상식적 조언이다. 그렇지만 이 조언을
따르는 사람이 얼마나 적은지 늘 놀랍기만 하다…….

두통 다스리기

지금까지의 조언들을 잘 따르고 있는데도 여러분은 하루를
마감하면서 머리가 깨질 것 같은 두통을 느낄지 모른다.
어린애들도 따라할 수 있는 간단한 팁을 소개한다. 양쪽 검지로
관자놀이를 눌러준다. 양쪽 손가락을 동시에 시계 방향으로
돌려 주는 느낌으로 마사지한다. 간단한 동작이지만 그 부분의
혈액 순환이 좋아진다. 때로는 이 방법만으로도 두통이 말끔히
사라진다. 타이레놀 따위를 먹지 않아도 되니 돈도 굳고 얼마나
좋은가.

　　뒷목이 너무 긴장되어 있기 때문에 두통이 일어날 수도 있다.
이 경우, 스트레칭을 몇 분 해주면 두통도 완화된다. 방법은?
고개를 천천히 왼쪽으로 기울인다. 그다음에는 오른쪽으로
기울인다. 그다음에는 턱을 가슴팍으로 끌어당기는 느낌으로
고개를 숙인다. 다시 고개를 뒤로 천천히 젖힌다. 이 동작은 10회
반복하면 목 주위의 긴장이 풀리거나 한결 완화되어 있을 것이다.

　　물은 또 하나의 두통약이다. 마셔라! 수분이 부족하면 뇌에
혈액과 산소가 원활하게 유입되지 못한다. 그러면 머리가 아플
수밖에 없다. 이제부터 하루 업무를 시작할 때 물 한 병을 책상에
두고 수시로 마셔서 퇴근 전까지 다 비우기로 하자. 물론 그 물을
마시지 않고 책상 위 화분에 준다든가 하면 효과는 없다.

알다시피 근골격계 질환은 매우 일반적이고 만성적인 통증과의 싸움이다. 눈, 목, 발, 팔꿈치, 손목, 척추, 그 외에도 많은 부분이 상호 관계를 맺고 있다. 그래서 하나가 탈이 나면 관련되어 있는 다른 부분들에도 영향이 간다. 그러므로 가급적 일찍부터 평소 바른 자세와 좋은 동작 습관을 갖추는 것이 현명한 처사다. 그래야만 TMS의 TMS, 즉 〈근골격계 질환〉으로 인한 〈매우 고역스러운 통증〉을 피할 수 있다.

● très mauvaises sensations.

회사에서 꿀잠 자기

회사에서 잠을? 잘리고 싶어 환장했나……. 그렇지만 회사 분위기에 따라서는 잠깐의 휴식이 용인되기도 하고, 잠잘 시간도 없을 만큼 업무가 과중할 때에는 그렇게 쪽잠이라도 자야 한다. 실제로 몇 년 전에 일본 기업에서 출발한 〈회사에서 낮잠 자기〉 아이디어는 점점 더 많은 직장으로 번지고 있다.

분명히 짚고 넘어가자. 직장에서의 낮잠은 두 시간씩 늘어지게 자는 것이 아니라 5분에서 10분 정도 몸과 마음의 긴장을 푸는 시간을 가리킨다. 완전히 곯아떨어졌다가 상사의 호통 소리에 화들짝 일어나지 않는 비법? 키홀더 따위를 손에 쥐고 자보라. 만약 키홀더가 바닥에 떨어진다면 당신은 진짜로 잠이 든 것이다. 키홀더 떨어지는 소리에 퍼뜩 깨거든 이제 다시 일에 몰두할 때라고 생각하라!

하지만 모든 기업이 직원들의 낮잠까지 배려해 주지는 않는다. 또한 잠시도 긴장을 늦추지 않고 수행해야만 하는 성격의 업무도 있다. 따라서 낮잠 말고 다른 방법으로 일상의 피로를 풀 줄도 알아야 한다. 일단 고속도로 운전을 할 때에는 두 시간에 한 번꼴로 반드시 쉬어 준다. 휴식은 몇 분이면 충분하다. 잠시 다리도 풀 겸 왔다 갔다 하든가 스트레칭을 하면서 다시 기운을 내자. 일은 계속하더라도 간간이 일의 성격을 바꿔 주자.

머리를 쓰는 일에 한참 골몰했다면 그다음에는 단순노동으로 넘어가라. 아무리 지적 노동에 종사하는 사람이라도 늘 주위에 청소거리와 정리해야 할 물품 따위가 있기 마련이다. 마지막으로, 느긋하니 공상에 잠겨 보라. 그렇다, 〈공상〉이라고 했다! 물론 세월아 네월아 그러고 있으면 안 된다. 5분이면 최근의 기분 좋았던 순간을 떠올리거나 앞으로 있을 좋은 일을 상상하기에 충분하다. 여러분도 한번 해보라. 잠시 공상에 잠기는 것만으로 기운이 살아날 테니까. 그리고 이 제안들을 마음에 새기라. 점심시간에는 반드시 잠깐이라도 산책을 하자. 피로와 스트레스를 덜어 내는 데 도움이 된다. 피로와 스트레스는 여러분의 수동적 태도를 먹고 자란다.

스트레스에는 스트레칭을

요놈은 만질 수도 없고 잡을 수도 없고 눈에 보이지도 않는다. 그러나 확실하게 우리 삶을 갉아먹는다. 요 밉살스러운 놈은 우리의 근육 속으로 파고들어 잠깐 사이에 몸을 뻣뻣하게 만들기 좋아하며 갖은 고통을 낳는다. 정답을 알아차렸는가? 그렇다, 스트레스다! 현대인들에게 가장 널리 퍼져 있는 악 말이다.

여러분의 습관을 완전히 뒤엎거나 생활방식 자체를 문제 삼지 않더라도 일상 속에서 스트레스와 싸울 수 있다. 방법이 뭐냐고? 스트레칭이다! 운동을 마무리할 때도 스트레칭을 해야 하지만 아침저녁에도 가벼운 스트레칭을 추천한다. 목덜미, 어깨, 허리, 다리, 이 네 부분은 스트레스에 특히 취약해서 여러분이 각별히 신경 써야 한다. 목덜미는 움직여 주고 부드럽게 풀어 줘야 한다. 목은 머리와 몸을 이어 준다. 목이 뻣뻣해지면 그 영향이 몸 전체에 미친다. 경우에 따라서는 목만 잘 풀어 줘도 고질적 두통에서 해방될 수 있다.

그다음은 어깨다. 우리는 자기도 모르게 어깨를 자꾸 움츠리는 경향이 있기 때문에 어깨는 쉬이 긴장된다. 어깨를 의식적으로 펴주면 흉곽이 열리고 숨쉬기가 편해진다. 허리…….이 책은 이미 많은 부분을 여기에 할애했다. 프랑스에도 허리가 아파 죽겠다는 사람들이 얼마나 많은지 모른다. 당연한 일이다.

대체로 우리는 바른 자세로 앉는 법이 없고 걸핏 하면 아무렇게나 기대거나 널브러진다. 자세를 생각한다는 것 자체가 행동의 첫걸음이다. 마지막으로 다리를 신경 쓰자. 다리를 스트레칭하면 혈액 순환이 개선되어 활기가 생기고 다리가 한결 가벼워진다. 다리는 가벼우면 가벼울수록(액면 그대로의 의미로나 비유적인 의미로나) 좋다!

단잠을 위한 풍수

잠이 잘 오지 않는가? 아, 그렇다고? 그럼, 꿀잠 프로젝트
차원에서 풍수를 연구해 보면 어떨까? 풍수(風水)는 문자 그대로
해석하자면 〈바람과 물〉이다. 중국에서 천 년 넘게 이어져
온 이 비법의 목표는 하나, 어떤 장소의 기운을 그곳에 사는
사람들의 건강과 행복에 이로운 방향으로 조화시키는 것이다.
모두가 풍수를 전적으로 믿어야 하는 것은 아니다. 그렇지만
풍수를 단순한 유행 이상으로 받아들이고 서양인들의 습관에서
벗어나 보려는 시도 역시 무익한 것은 아니다. 약간의 호기심은
아무에게도 해가 되지 않는다.

　　여러분의 침실을 보라……. 풍수를 생각한다면 침대 위치가
중요하다. 침대 머리는 벽에 붙어야 하고 발치는 트여 있어야
한다. 아마 여기까지는 대부분 별문제가 없으리라. 그런데 침대가
문과 같은 방향으로 놓여 있으면 안 된다. 이 경우, 안 좋은 기운이
숙면을 방해할 수도 있다나. 또한, 풍수를 고려한 침실에는
전자파를 발생시키는 물건을 두지 않는다. 컴퓨터, 텔레비전,
휴대 전화를 침실에 두어선 안 된다. 어디 그뿐일까. 식물도 너무
기가 센 것은 금지된다! 침실에 식물을 두지 않는 대신에 마음을
다스리는 에센셜 오일(버베나, 오렌지꽃)을 분무해 주어도 좋다.

　　풍수는 은은한 조명으로 분위기를 연출하는 방법이기도 하다.

전등갓이나 차양에도 과감히 투자하라. 아예 실내조명의 밝기를 그때그때 조절할 수 있는 시스템을 구축하면 어떨까? 전반적으로, 마음을 진정시키는 방법들은 다 추천할 만하다. 구체적으로 어떻게 하느냐고? 가령 벽지는? 차분한 색조나 파스텔 색조가 좋다. 천장은? 밝은색을 추천한다. 가구는? 침대와 너무 가까이 두면 기의 흐름에 방해가 된다. 그림은 걸어도 될까? 강렬한 원색은 피하라.

거울은? 절대로 침대 맞은편에 두면 안 된다. 야릇한 취미가 있는 사람들은 섭섭하겠지만 거울이 기를 반사하기 때문에 좋지 않다고 한다. 침대는 어떤 것이 좋을까? 가급적 나무로만 만들어진 것을 고르라. 침구는 면과 마 제품을 추천한다. 나는 여러분이 가구를 전부 옮기거나 새 제품을 사라고 이런 얘기를 하는 게 아니다. 다만, 30여 년 전부터 서양에서도 풍수를 따른 덕분에 잠을 잘 자게 되었다는 사람들이 점점 더 늘고 있다는 점을 알아 두기 바란다.

수면 무호흡증에는 반드시 대책을 세워라!

성인의 5퍼센트는 수면 무호흡증과 그에 따른 고질적 문제들을
경험하고 있다. 코를 고는 소리 때문에 주위 사람들이 잠을 설치고,
잠을 제법 자고 났는데도 이상하게 피곤하다. 그래서 대낮에도
밥이라도 먹고 나면 꾸벅꾸벅 졸음이 와서 견딜 수가 없다…….
물론 이유가 있다. 호흡이 그쳤다가 겨우 돌아오고 또 호흡이
그쳤다가 겨우 돌아오고, 그런 식으로 밤새 아등바등했는데
후유증이 없을 수 있나!

　자, 그렇다면 잠이 다시 보약이 되려면 어떻게 해야 할까?
솔직해지자. 만약 흡연을 하고 있다면 까놓고 말해 끊는 게
상책이다. 그리고 술도 문제다. 가장 좋은 방법은 금주, 특히
잠자리에 들기 전 저녁에는 술을 마시지 않는 것이 바람직하다.
그렇지만 한 잔도 마시지 말라는 말은 너무 가혹한데…….
혹시 밤에 한 잔 마셔 줘야만 긴장이 풀리고 잠도 잘 온다고
생각하는가? 착각하지 마라! 술을 마시면 근육이 이완되는 건
맞다. 그렇지만 기도(氣道) 근육까지 이완시키기 때문에 공기가
드나들기는 더 힘들어진다. 수면제도 동일한 효과를 낸다.

　수면 무호흡증이 있는 사람은 잠자는 동안 기도를 넓게
확보해 주는 보조 기구에 대해서 알아 두자. 코골이를 방지하는
마우스피스가 시중에 나와 있다. 이 마우스피스를 물면 혀가

붙어 있는 아래턱을 기도가 확보되는 위치에 고정시키는 효과가 있다. 그래, 나도 마우스피스를 물고 있는 모습이 조지 클루니처럼 섹시해 보이지 않는 줄은 안다. 하지만 효과는 확실히 있다.

그 밖에도 라디오파 요법(늘어진 조직을 수축시켜 기도를 확보하는 방법), 공기 압력을 가하여 기도를 확보하는 장치인 양압기(마스크를 착용하고 자야 한다), 심한 경우에는 수술까지 생각할 수 있다. 중요한 것은 다른 사람이 아니라 나에게 잘 맞는 방법이다. 그러므로 수면 클리닉을 찾아가 제대로 진단을 받고 본인에게 적합한 방법을 전문가와 함께 찾아보기 바란다.

시차 극복 비법

시차는 누구나 경험한다. 이미 경험해 보았거나 앞으로 경험하게 되거나. 남의 얘기가 아니다! 시차로 인한 피로를 덜 겪는 체질도 있기는 하지만 어쨌든 다른 시간대로의 이동은 누구에게나 힘들다. 환상적인 여행지에서 푹 쉬었건만 집에 돌아오자마자 시차 때문에 파김치가 된다면 재충전이 무슨 소용이 있나…….

이런 대화를 상상해 보라. 〈어머, 얼굴이 왜 그래, 휴가 좀 다녀와야겠다!〉〈고마워, 그런데 지금 휴가에서 돌아왔거든?〉 일단 비행기의 행선지가 어디인가에 주목하라. 동쪽인가, 서쪽인가? 상하이에 다녀왔는가, 로스앤젤레스에 다녀왔는가? 방콕인가, 멕시코인가? 방향이 달라지면 시차를 해소하는 법도 달라진다. 동쪽으로 여행을 가기 전에는 매일 조금씩 더 일찍 자는 방향으로 대비를 하자. 반대로 서쪽으로 여행을 간다면 점점 더 늦게 자는 방향으로 현지 시각에 맞추어 간다. 며칠에 걸쳐서 시차를 조금씩 좁혀 간다고 생각하라.

여행지가 어디가 됐든 비행기 안에서 수면제를 먹고 억지로 잠을 청하지는 말자. 반대로, 잠을 자지 않겠다고 카페인을 과하게 섭취해서도 안 된다. 끼니도 가급적 현지 시각의 리듬에 맞추어 먹는다. 그리고 평소 밥을 많이 먹는 편이더라도 비행 중에는 가볍게 먹는 것이 중요하다. 일단 목적지에 도착을

하면 현지 시각에 적응하라. 동쪽으로 여행을 갔다면 아침 일찍
일어나고 일찍 잠자리에 들자. 서쪽으로 여행을 갔다면 느긋하게
일어나되 저녁 늦게까지 활동을 하자. 간단히 말해, 파리에서
베이징으로 여행을 갔다면 아침형 인간이 되어라. 그렇지만
뉴욕으로 떠났다면 올빼미족이 되어야 할 것이다! 자, 그러면
다들 즐거운 여행이 되기를! 여러분이 여행을 가는지 안 가는지는
모르겠다만…….

탄탄한 배를 둘러싼 착각

배가 나오지 않도록 복근 운동을 해야 한다는 얘기에 신물이 나지 않는가? 바보 같은 얘기다! 복근 운동으로 배 둘레 지방층까지 없앨 수 있다고 믿는다면 오산이다. 앞으로 이런 말을 듣거든 허튼수작으로 돈벌이를 하려는 자들이 만들어 낸 신화이려니 생각하라. 복근 운동을 하면 당연히 배 부분의 근육이 단련된다. 여기까진 좋다. 그런데 근육이 어디 있는지 아는가? 근육은 피부밑 지방 아래에 있다! 그 생각을 했어야 하지 않나? 복근 운동을 하면 근육이 탄탄해지고 이건 그 자체로 좋은 일이다. 하지만 지방은 원래 그 자리에 있다. 배가 쏙 들어가려면 복근 운동만으로는 역부족이고 이 지방을 없애야 한다!

어떻게? 규칙은 언제나 변함없다. 식단을 조절하고 지방을 연소하는 운동, 이른바 유산소 운동을 해야 한다. 경보, 자전거 타기, 수영이 이러한 유산소 운동에 해당한다. 조깅은 시작한 지 40분 정도 되어야 비로소 체내 지방을 끌어 쓰기 시작한다. 그리스어에서 유래한 전문 용어 〈지방 분해lipolysis〉는 이처럼 신체 내 지방질을 연소하는 과정을 가리킨다. 그렇지만 누구나 지방 분해 현상을 경험하는 행운 혹은 용기를 누리지는 않는 듯하다. 단순 체중이 아니라 체지방을 기준으로 할 때, 30세 남성 6명 중 2명은 비만이다. 40대로 넘어가면 3명 중 2명이 비만이다.

아무래도 나이가 들수록 체지방 문제는 골치 아파진다. 근육이 물렁해지면서 지방 조직에 점점 더 자리를 내어 주기 때문이다. 신체 활력이라는 면에서도 마이너스이고 심미적으로도 마이너스다. 그 결과는? 늘 똑같은 신체 활동을 하더라도 칼로리 소모량은 10년마다 5퍼센트씩 줄어든다. 그런데 나이를 먹을수록 힘쓰는 일은 덜하고 사회적으로도 중산층에 진입하면서 미식을 즐기는 일은 많아진다. 그러니 지방은 차곡차곡 쌓이고 어느새 뱃살이 늘어질 정도로 두둑해진다.

생활 방식을 바꾸기에 너무 늦은 때란 없지만 좋은 습관은 일찍 들일수록 좋다. 젊은 성인들은 평균적으로 체지방이 몸무게의 15퍼센트밖에 되지 않는다. 그만큼 몸에 근육이 많다는 얘기다. 근육은 칼로리를 많이 잡아먹는다. 근육이 칼로리를 태우게끔 길을 들이면 그 메시지를 알아들을 것이다. 몸에도 기억이 있다. 몸은 습관을 좋아한다. 그러니 몸에 습관을 들이자! 나쁜 습관 말고 좋은 습관을! 게으름 부리고 빈둥대는 습관도 몸은 기꺼이 받아들일 수 있기 때문이다. 그러니, 이제 여러분 하기에 달렸다.

파티를 즐긴 후에는 운동을

화끈하게 놀고 난 다음 날, 컨디션은 바닥이고 머릿속은 텅
비었다. 가볍게 운동을 하라는데 생각만 해도 하기 싫어 죽을 것
같다……. 당연하다. 춤추고, 마시고, 담배도 양껏 태우고 난 다음
날 아침은 침대에서 마냥 뒹굴고 싶다. 운동을 할 수 없는 이유는
이 상황에서 얼마든지 찾을 수 있다. 실수하는 거다! 시합에서
진을 다 빼고도 운동선수들이 다음 날 무엇을 하는지 아는가?
체력 회복을 위해서 늘 하던 조깅을 한다. 여러분도 마찬가지다.
피곤해 죽을 것 같다고? 그럴수록 움직여야 한다.

  물론 나는 가벼운 낮잠도 이로운 효과가 있다는 것을
부정하지 않는다. 〈가벼운〉에 방점이 있다. 오후 내내 침대에서
빈둥거려도 좋다는 뜻이 아니다! 너무 피곤해서 낮잠을 자더라도
45분 정도, 아무리 길어도 한 시간을 넘기지 말라. 그리고 물을
큰 컵으로 하나 가득 마셔라. 그다음에 또 한 잔을 마셔라.
이제 무거운 엉덩이를 떼고 일어나 가볍게 운동을 하자. 정말
꼼짝달싹할 기운도 없다고? 그럴수록 수영을 하고, 달리기를 하고,
페달을 밟아라! 땀을 내야 한다. 땀이 나기 시작하면 피로가 한결
가신다. 땀은 여러분의 머리와 위장을 뒤집어 놓는 바로 그것을
배출해 준다. 이 운동의 핵심은 기량을 과시하는 것이 아니라
바람직하지 않은 노폐물을 운동을 할 때 우리 몸에서 생성되는

성분과 함께 밖으로 내보내는 것이다. 꺼져라, 독소들!

　게다가 어쩌다 한번 코가 삐뚤어지게 마시고 논다 해도
규칙적으로 운동을 하는 사람은 그렇지 않은 사람보다 그 여파를
더 잘 극복한다. 그의 신체는 이미 노폐물을 원활하게 배출하는
습관이 들어 있기 때문이다. 운동을 마치고 샤워를 하거나 입욕을
하면 기분이 좋아진다. 이제 소화에 무리가 가지 않게 가벼운
저녁을 먹고 그날 밤은 느긋하게 숙면을 취한다. 다음 날 아침이면
언제 그랬나 싶게 컨디션이 돌아와 있을 것이다. 이 보약 같은
밤잠을 설치지 않으려면 아무리 피곤해도 낮잠은 자제하자.

자전거는 (거의) 저절로 굴러간다

프랑스는 40여 개 도시에서 무인 자전거 대여 서비스가
이루어지고 있다. 몇 년 사이에 벨리브Vélib' 서비스는 우리의
생활 속에 정착했다. 자전거를 타본 사람이라면 누구나 알겠지만
사실 장딴지 근육을 조금만 쓰면 꽤 먼 거리를 편리하게 이동할
수 있다. 그리고 자전거를 다시금 이 시대의 감각에 맞는 이동
수단으로 부상시킨 혁신도 있었다. 이 혁신은 장을 보거나 출근을
하거나 단순히 산책을 즐기는 용도에 적합하다. 바로 전기 자전거
얘기다. 여러분도 한번 타보면 어떨까? 전기 자전거 수요는 점점
늘어나는 추세다. 일단 한번 타본 사람은 계속 타지 않을 수
없으니까.

전기 자전거에는 배터리가 장착되어 있다. 보통은 몸체
속이나 짐받이 아래 혹은 크랭크 장치에 감추어져 있어서 보이지
않는다. 이 배터리를 자전거에서 분리해서 그때그때(가정이나
충전소에서) 충전하면 된다. 전기 자전거에는 두 종류가 있다.
페달을 돌리는 동작을 감지해서 힘을 더해 주는 방식(PAS
센서)이 있는가 하면 페달을 돌리는 힘의 크기를 감지해서 도움을
주는 방식(토크 센서)이 있다. 전자의 경우는 일단 페달을 한
바퀴 돌리면 모터가 작동하고 그 후로 지속적으로 조력을 받는다.
후자의 경우 페달을 밟는 힘의 크기에 따라서 모터가 작동한다.

자, 그러면 전기 자전거의 즐거움을 맛보는 데 걸림돌이
될 만한 것이 있을까? 없다! 어떤 전기 자전거를 선택하든
〈최소한의 노력으로 최대한의 효율을〉 누릴 수 있다. 실용적이고
재미도 있는 전기 자전거에 여러분이 너무 푹 빠지게 될까
봐 그게 걱정이라면 걱정이랄까. 전기 자전거 주행의 시간과
난이도는 여러분이 얼마든지 조정할 수 있다. 그럼 이제
가격 얘기를 해야겠다. 전기 자전거는 수천 유로를 호가하는
고급형에서 400유로 수준의 저가형까지 다양한 모델이 시판
중이다. 운동을 좋아하는 사람은 한번 생각해 볼 만하다. 그리고
적극적으로 정보를 구해 보라. 프랑스의 경우, 일부 지방 자치
단체는 주민들의 전기 자전거 구입을 일부 지원하고 있다.

심장을 관리하라

기억해 두라, 심장은 근육이다. 그리고 모든 근육은 운동을 해야만 단련이 된다. 심장도 재활, 훈련, 관리를 적극적으로 해야만 하는 근육이다. 그렇기 때문에 나는 이 책에서 줄곧 최소한의 운동은 필수 불가결하다고, 이를테면 매일 산책이라도 잠시 나갔다 와야 한다고 힘주어 말했다. 심장이 근력을 키워야 관상 동맥 및 혈관계가 튼튼해지고, 혈관계가 튼튼해지면 다시 심장의 지구력이 강화되므로 이 조언은 새겨들어야만 한다. 그렇지만 실제로 모범적 생활을 하는 사람들은 참 드물다. 나만 봐도 그렇다. 나만 해도 버터와 돼지고기 가공식품을 함께 먹을 때가 얼마나 많은지! 그렇기 때문에 나이를 먹을수록 이 절대적으로 중요한 기관을 눈여겨보아야 한다.

마흔다섯 살 이후에는 심박 수를 챙겨야 한다. 정기 검진은 여러분이 보유하고 있는 위험 인자의 수에 따라 달라진다. 본인의 위험 인자 수를 0에서 10 사이에서 한번 찾아보라. 〈심혈관 질환 병력(심근 경색이나 뇌졸중 등을 이미 겪은 적이 있는가?), 심혈관 질환 가족력(부모가 55세 이전에 심혈관 질환을 겪은 적이 있는가?), 흡연, 하루 두 잔 이상의 음주, 과체중이나 비만, 오래 앉아 지내는 생활, 고혈압(수축기 혈압이 140mmHg 이상이거나 확장기 혈압이 90mmHg 이상), 혈중 콜레스테롤 수치가 높은 경우(정상 수치는 LDL 콜레스테롤 160mg/dL 이하, 트라이글리세라이드 농도 150mg/dL 이하), 당뇨(혈당 정상 수치는 식전과 식후가 다르지만 평균 110mg/dL 이하)〉.

만약 여러분이 이 위험 인자 중 단 하나도 보유하고 있지 않다면 정기 검진은 10년에 한 번 받아도 된다. 검진을 받지 않더라도 공복 혈당 수치, 콜레스테롤과 트라이글리세라이드 수치, 혈압은 수시로 체크해야 하고 비타민 D3를 섭취해야 한다. 위험 인자가 하나 있다면 3년에 한 번 심장 검진을 받아야 한다. 위험 인자가 하나뿐이더라도 치명적인 것은 본인의 심혈관 질환 병력과 당뇨병이다. 이 경우, 그리고 위험 인자가 두 개 이상인 경우는 매년 검진을 받는 것이 좋다.

쉰다섯 살 이후로는 누구나 최소한 3년에 한 번은 심혈관 질환 검사가 필요하다. 공복 혈당 수치, 콜레스테롤과 트라이글리세라이드 수치, 혈압, 비타민 D3 섭취는 늘 챙겨야 하는 사항들이다. 심혈관 질환을 앓은 적이 있거나 당뇨가 있는 사람, 위험 인자가 두 개 이상인 사람은 역시 매년 검진을 받아야 한다. 위험 인자의 확인 기준은 앞에서 설명한 바와 동일하다. 한 가지 더 추가하자면, 여성의 경구 피임약 복용이 되겠다. 호르몬 제재 피임약이 혈전을 유발할 수 있기 때문이다.

불공평한 NEAT

여러분은 NEAT가 뭔지 아는가? 원래 아는 사람들이야 없을 테고⋯⋯. 영어로 〈비운동성 활동 열생성Non-exercise activity thermogenesis〉을 뜻하는 약자다. 쉽게 말해, 자연스러운 일상 속의 신체 활동에서 연소되는 에너지라고 보면 된다. 다양한 몸짓, 자세 유지, 근육의 자연스러운 수축, 요컨대 운동을 하지 않더라도 우리의 모든 움직임은 에너지를 필요로 한다. 내가 NEAT를 거론하는 이유가 있다. 실제로 주위를 둘러보면 복스럽게 잘만 먹는데도 절대 살이 찌지 않는 사람이 있고 빵집 진열창 앞을 지나쳤을 뿐인데도 체중이 0.5킬로그램 늘어나는 사람이 있다.

　　NEAT는 잘 먹고도 살이 찌지 않는 사람들의 비결을 짐작케 하는 귀중한 단서다. 우선 〈잘 먹는데 살찌지 않는 사람〉이 꼭 남성이라는 법은 없다. 먹성 좋고 날씬한 여성들도 분명히 있다. 미국 연구진이 25~36세 사이의 정상 체중 성인(남성 12명, 여성 4명)을 대상으로 실험을 했다. 그들은 8주간 일일 권장량보다 1,000칼로리나 높은 〈고칼로리〉 식사를 했다. 하루에 필요한 칼로리는 사람에 따라 다르지만 성인 남성이 2,100~2,500칼로리, 성인 여성이 1,800~2,000칼로리 수준이다. 피실험자들은 실험 기간 동안 모두 동일한 운동 프로그램을 이수했고 에너지 소모량과 저장되는 지방의 양을 측정하는 일련의 검사를 거쳤다.

결과는? 저장 지방의 수준은 사람에 따라 천차만별이었다! 실험을 종료한 시점에서 어떤 사람은 몸무게가 0.36킬로그램밖에 늘지 않았지만 어떤 사람은 4.3킬로그램이나 늘었다! 〈많이 먹어도 살찌지 않는 사람들〉은 먹은 게 다 어디로 갈까? 연구자들도 당연히 이 의문을 품었다. 이리하여 NEAT라는 단서가 나타났다.

이 개념은 의식적이지 않은 신체 활동에서 연소되는 에너지양을 가늠하게 해준다. 실제로 NEAT 활동이 발달한 사람들은 빠른 걸음으로 15분간 걸을 때 소모되는 에너지양을 매시간 소모한다고 한다! 그냥 집에 있으면서, 자기도 모르게 말이다. 한 가지 짚고 넘어가자. 여성은 남성이 비해 NEAT가 덜 발달해 있다. 다시 말하자면, 여성은 자연스럽게 소모되는 에너지양이 남성보다 적다. 불공평하다고? 맞다, 그런데 아르디송● 말마따나 인생이 원래 불공평한 거다! 우리는 모두 NEAT 앞에 불공평하다. 단지 살아 있기만 해도 저절로 에너지가 잘 연소된다는 이 지표를 우리가 어떻게 할 도리는 거의 없다. 우리는 그저 몸이 정상 기능을 유지하도록 식단을 관리하고 운동을 할 수밖에 없다. 칼로리 소모보다는 에너지 사용이 더 중요하다.

사실, 상식이 해결책이다. 에너지 소모량은 비록 개인차가 있더라도 표준적 수준을 넘지 않는다. 그리고 운동의 좋은 점은

● 프랑스의 유명 앵커 티에리 아르디송 Thierry Ardisson을 가리킨다.

에너지를 지속적으로 사용하는 상황을 만들어 준다는 것이다. 규칙적으로 운동을 열심히 해서 칼로리를 소모하고 근력을 키운다. 밤에 자는 동안에도 칼로리 소모는 일어나지 않는가? 이런 식으로 우리 몸은 칼로리를 더 많이 받아들일 수 있게 된다. 이 논리는 지수 함수적이며 역방향으로도 작용한다. 운동을 적게 할수록 지방은 늘어난다는 얘기다. 본인의 NEAT가 영 기대할 만하지 않다면 답은 하나다. 더 많이 움직여라!

자신의 비만도를 알고 싶다면 BMI를 계산해 보라. 신체 질량 지수Body mass index를 뜻하는 BMI는 세계 보건 기구가 1997년의 어느 멋진 아침에 떡하니 내놓았다. BMI는 여러분의 비만도가 위험 수준인지 아닌지 판단하는 기준이 되어 준다. 본인의 몸무게(킬로그램)를 신장(미터)의 곱으로 나눈다. 수학 포기자들은 여기서 책을 덮어 버릴지도 모르겠다. 그러면 안 된다! 예를 들어, 나는 키가 185센티미터이고 몸무게는 81킬로그램이다. 나의 BMI는 81 나누기 $(1.85 \times 1.85) = 23.6$. BMI가 18.5~25 사이에 해당하기 때문에 나의 비만도는 정상이라고 할 수 있다. 여러분도 본인의 BMI를 계산해 보고 다음 표에서 자신이 어디에 해당하는지 확인해 보라. 〈16.5 이하는 영양실조, 16.5~18.5는 저체중, 18.5~25는 정상, 25~30은 과체중, 30~35는 비만 1, 35~40은 비만 2, 40 이상은 초고도 비만〉이다. 본인의 결과를 확인했는가? 그렇다면 이제 뭘 해야 하는지도 알 것이다…….

니코틴의 범행 수법

지금부터 다루려는 문제는 한마디로 요약 가능하다. 〈담배는 피우지 마라!〉 이 세 어절로 얘기는 끝났다. 이미 담배를 피우지 않는 사람이라면 그 길을 쭉 가면 된다. 반면, 여전히 담배를 피우고 있다면 건강에는 치명적이다. 당신이 의지가 부족해서 담배를 피우는지, 필요에 의해서 피우는지, 아니면 스스로 흡연을 선택했는지는 모르지만 흡연의 폐해는 아무리 강조해도 모자라다.

실제로 프랑스에서 예방 가능한 사망의 첫째가는 원인이 흡연이다. 폐암의 원인은 90퍼센트가 흡연이다. 매년 73,000명이 담배 때문에 자기 명을 재촉한다. 지구상의 성인 10명 중 한 명은 담배 때문에 죽는다. 심근 경색과 폐암을 제외한 다른 종류의 암, 뇌혈관 질환, 폐질환 등이 직접적 사망 원인이더라도 흡연이 간접 원인으로 작용하는 경우가 얼마나 많은가. 누구나 자기 건강을 과신할 수 없기는 마찬가지지만 그렇더라도 흡연자들은 너무 많은 위험에 노출된다. 변명거리를 찾고 있는가? 내가 대신 찾아 놓았다. 여러분의 의존성은 니코틴에서 기인한다.

담배 회사들은 니코틴의 중독성을 은폐하려고 별의별 수를 다 쓰고 있다. 입으로 들어간 니코틴은 기도를 타고 기관지를 거쳐 폐에 침입한다. 그 결과, 공기의 교환이 이루어지는 폐포(肺胞)가 잠식당한다. 그뿐인가, 니코틴은 폐포 벽을 뚫고 혈액 순환에까지 악영향을 미친다. 이때부터 니코틴은 뇌에까지 영향을 미친다. 니코틴이 뇌 속 수용체를 자극하고 거기에 결합하는 것이다. 여기서 전기 신호가 발생하고 화학 물질(신경 전달 물질) 도파민이 분비된다. 도파민은 뇌의 보상 중추를 자극한다. 그렇기 때문에 담배를 한 모금씩 빨 때마다 도파민 때문에 기분 좋은 해방감을 맛볼 수 있는 것이다. 뇌는 이 기제에 금세 적응한다. 뇌의 니코틴 수용체가 늘어나는 것이다. 이때부터 뇌는 늘 받아들이던 니코틴이 끊기면 결핍을 느낀다. 그렇게 의존성이 자리를 잡는다. 그래서 또 한 대를 피워 물지 않을 수 없다. 당신은 이미 함정에 빠진 거다! 니코틴이 칼로리를 연소하기 때문에 이 함정은 더욱 공고해진다.

실제로 니코틴은 혈당이 떨어지는 것을 막기 때문에(그래서 배고픔을 덜 느끼게 된다) 날씬한 몸매의 추종자들이 그렇게나 좋아하는 식욕 억제 효과가 있다. 그래서 그들은 흡연이 운동과 식단 조절을 대신할 수 있다고 믿는다! 지금까지 언급한 의존성은 순전히 신체적인 것이다. 그런데 흡연의 심리적이고 정신적 의존성이 더하면 더했지 결코 덜하지 않다. 답답하거나 속상한 일이 있을 때 흡연자들은 생각을 가다듬기 위해서, 긴장을 풀기 위해서, 혹은 그냥 기분 전환 삼아 담배 한 대가 간절해진다. 그렇지만 이 심리적 의존은 몇 분밖에 가지 않는다. 그러니 한번 버텨볼 수도 있겠다.

자, 담배 말고도 가능성은 많이 있다. 물을 한 잔 들이켜든가,

과일을 먹거나, 무설탕 캔디를 빨아 먹든가, 심호흡을 하든가, 다른 활동을 하거나 장소를 바꿔 보고, 잠깐 전화 통화를 한다든가……. 핵심 아이디어는 교란 작전으로 뇌를 잠시 속이는 것이다. 금연으로 인한 공백을 뭔가 다른 활동으로 채워 줘야 한다. 그래, 나도 안다, 말이 쉽지 실천은 어렵다……. 그래서 니코틴 대체제(금연 보조제)가 나와 있는 거다. 껌이나 정제 혹은 흡입기나 패치 형태로 판매되는 니코틴 대체제는 금단 현상을 막아 준다. 담배보다 적은 양의 니코틴을 흡입하는 효과가 있으면서 심장과 폐에 무리를 끼치는 담배의 유독 성분은 없다. 몸이나 옷에 배기 쉬운 담배 냄새 걱정도 없고, 금연 때문에 주위 사람들에게 까칠해지는 일도 웬만큼 막을 수 있다. 니코틴 금단 현상이 일어나면 짜증을 내고 공격적으로 굴기 십상이라서 하는 말이다. 당신에게 필요한 니코틴을 대체제로 확보해 주는 것이 주위 사람들을 위하는 길일 수도 있다.

기업계의 천재들

담배 제조 업계가 온 세상에 후안무치의 거짓말을 앞세운 지도 수십 년이 됐다. 사람들의 목숨이 달려 있지 않다면 그냥 뻔뻔하다 말하고 넘어가겠지만 그럴 사안이 아니다. 1994년의 그날은 잊히지 않는다. 당시 미 의회 위원회에서 7개 담배 회사 대표들은 할리우드 배우 뺨치는 연기력으로 자못 근엄하게 맹세하고 니코틴에 중독성이 없음을 주장했다!

여러분이 혹시 광고에 관심이 있다면 당시의 담배 광고들을 인터넷에서 찾아보라. 요즘 이런 광고가 나왔다가는 엄청난 파란을 일으키겠다 싶은 것이 한두 가지가 아니다. 각양각색의 광고가 다 있다. 한 광고는 보란 듯이 담배를 피우고 있는 한창 나이의 사내를 보여 주고 그 밑에 이런 광고 문안을 띄웠지만 아무도 반박하지 않았다. 〈의사들은 그 어떤 담배보다 캐멀Camel을 즐겨 피웁니다!〉 또 다른 광고에서는 한 남자가 여성의 얼굴에 담배 연기를 뿜는다. 〈그녀의 얼굴에 내뿜으면 그녀는 어디까지라도 당신을 따라올 겁니다.〉 〈티펄릿Tipalet〉이라는 이 담배 브랜드는 담배를 유혹의 확실한 무기처럼 제시한다.

이런 유의 위선적 수작들이 사람들의 뇌리에 박혔기 때문에 담배는 정력을 떨어뜨림에도 불구하고 섹시한 것이 되었다.

무슨 소리냐고? 남성의 발기는 혈액이 성기에 갑자기 몰리는 것이다. 따라서 피가 잘 통해야 성생활이 순조롭다. 그런데 담배는 혈관을 수축시킨다. 피가 잘 통할 리 없지 않는가. 담배의 수많은 성분 중에서도 특히 니코틴, 일산화탄소, 몇 가지 프리 라디컬이 문제가 되고 있다. 이런 기만적 광고들이 판을 쳤고, 프랑스도 예외는 아니었다. 남녀 한 쌍을 등장시킨 담배 광고가 있었다. 남자는 안락의자에 앉아 파이프 담배를 피우며 신문을 읽고 있다. 여자는(남자의 아내일까?) 그 옆에 무릎을 꿇고 존경과 애정이 뚝뚝 떨어지는 눈으로 남자를 바라보고 있다. 〈난 당신이 파이프 담배 피우는 게 좋아요. 클랑의 독특한 향기가 좋아요.〉 〈클랑Clan〉은 파이프용 담배 브랜드다. 기함할 일이다! 여성을 멸시하는 것으로 모자라 거짓부렁까지! 하지만 당시 이 광고는 아무런 문제가 되지 않았다. 담배 회사들이 마음껏 배를 불리던 시절이었다.

오랫동안 소비자들은 조직적이지 않았고, 동시대인들은 바보처럼 순진했으며, 공권력은 나 몰라라 했으며, 전문가들은 설득력 있는 주장을 펴지 못했고, 의료계 권위자들은 침묵했다. 담배 회사들에게는 그야말로 꽃길이었다. 수십 년 동안 담배 회사들이 수많은 사람을 독살하다시피 했는데도 누구 하나 들고일어나지 않았다. 업계의 상상력은 하늘 높은 줄 모르고 치솟았다. 일단 가면을 벗은 후에는 〈박하 향〉 담배나 〈과일 향〉 담배 따위의 새로운 아이디어를 내놓기도 했다. 천재 아닌가! 마케팅의 기적이다! 주로 여성과 청소년들이 고약한 담배 냄새를 피할 수 있으리라는 생각에 그런 마케팅에 넘어갔다. 첫 모금을 빨 때의 산뜻함은 기분 나쁜 담배 맛을 누그러뜨리는 역할만 할 뿐, 그들을 점점 더 담배에 의존하게 만드는데도 말이다. 사실, 그런 제품은 담배 특유의 텁텁함이 잘 느껴지지 않기 때문에 연기를 더 깊이 빨아들이게 된다.

하나의 거대한 사기극은 〈라이트〉 담배다. 이번 기회에 똑똑히 알아 두라. 〈라이트 담배〉도 담배다. 그게 핵심이니까 정신을 바짝 차려야 한다! 〈라이트〉 담배는 덜 해롭다고? 거짓말이다. 소위 〈라이트〉 담배의 연기를 분석해 보면 일반 담배 연기와 성분은 거의 다르지 않다. 〈라이트〉 효과는 성분에서 비롯되는 것이 아니라 연기를 감소시키는 필터의 미세한 구멍들에서 나오기 때문이다. 담배 회사들은 효과를 입증한답시고 언제나 일정한 힘으로 담배를 빠는 〈기계〉로 실험한 결과를 여기저기 뿌려 댄다. 하지만 골초가 〈라이트〉 담배를 피울 때는 자기가 필요로 하는 니코틴 양을 확보하기 위해 연기를 더 세게 빨아들이거나 더 많은 양의 담배를 피우게 마련이다.

이러한 수작질을 여기서 다 열거하지는 않겠다. 그래도 하나만 더 지적하자면, 기성품 담배보다 말아 피우는 담배가 더 해롭다는 주장도 담배 회사들의 배만 불려 주었다. 그리고 그들은 다시 어마어마한 돈을 광고와 마케팅에 쏟아부을 수 있었다. 담배 회사들은 자기네 제품이 고객의 절반을 죽인다는 사실을 잘 알고 있기에 신규 고객 유치에 늘 열심이다…….

끊기에 너무 늦은 때는 없다

어떤 흡연자들은 담배 없이 사느니 죽는 게 낫다고 생각할 정도다. 그들에게 담배는 성년으로서의 삶의 일부가 되어 버렸다. 잘못된 생각인 데다가 계산 착오다. 나쁜 습관을 버리기에 너무 늦은 때란 없고, 이 원칙은 금연에도 적용된다. 그렇다, 절대로 늦지 않았다! 아무렴! 환갑 넘은 어른들에게 〈이제 와 무슨 소용이 있겠어.〉 〈이미 버린 몸인데 어쩌겠나.〉 〈그런다고 죽을 사람이 안 죽나!〉 같은 말을 얼마나 많이 듣는지 모른다. 그들이 진실을 인정했으면 좋겠다.

아무리 그래도 담배를 끊으면 죽을 확률과 병 걸릴 확률이 줄어든다. 30년간 담배를 입에 달고 산 사람이라고 해도 그 진실은 유효하다. 특히 심혈관 질환이 있는 사람에게 금연 효과는 당장 나타난다. 〈당장〉이라는 말은 과장이 아니다! 삶의 질이라는 면에서도 금세 변화를 느낄 수 있다. 더 오래 그것도 더 건강하게 살 수 있다는데 해볼 만하지 않은가? 결심을 했다면 도움을 받는 것이 좋다. 가족이 있는가? 친구들은? 지금이야말로 그들의 힘을 한데 모을 때다! 그들에게 결심을 알리고 도움을 청하라. 그들은 본능적으로 그 소식에 격려와 성원을 보내 줄 것이다. 주위 사람들의 역할, 그들이 여러분에게 미치는 영향을 간과하지 말라. 흡연자의 뇌는 (니코틴의 형태로 주어지는) 보상을 갈망한다.

따라서 담배를 끊으려면 (칭찬, 격려, 위로라는 형태의) 보상이 필요하다. 그러니 여러분의 싸움을 동네방네 광고하라! 주치의에게도 알리고 필요하다면 금연 전문가의 도움을 받던가 금연 지원 센터에 전화를 하라! 필요하다면 페이스북 같은 SNS도 동원하라. 가상 세계에서만 친구인 사람들일지라도 그들의 따뜻한 성원과 격려만큼은 가상이 아니라 현실이다! 게다가 SNS에서 여러분보다 앞서 금연에 성공한 사람들을 만날지도 모른다. 그들은 여러분을 격려하고 여러분에게 도움이 되는 경험담을 들려줄 것이다. 그들의 열의와 그들이 건강을 되찾은 사연이 큰 힘이 되리라.

금연에 성공하고 후회하는 사람은 없다. 오히려 모두들 자기 결심을 지켜 냈다는 자부심을 드러낸다. 그들은 금연으로 자신감을 얻었고 그 전까지는 할 수 없다고 생각했던 여러 가지 일에 도전할 용기가 생겼다고 말한다. 물론 돌부리가 많은 길이다. 그래도 그 길에 발을 들일 가치는 충분하다. 여러분은 돌부리에 걸려 넘어질 수도 있다. 그래도 너무 당황할 필요는 없다. 우리는 다시 일어서기 위해서 넘어지는 게 아닌가? 넘어지고 일어나기를 반복하면서 우리는 강해진다. 그렇기에 더욱더 걸을 만한 길이다. 스트레스가 너무 심해서, 의욕이 떨어져서, 체중이 느는 바람에, 몸이 니코틴을 원해서, 어떤 이유로든 또 넘어지지 말란 법은 없다.

그렇지만 여러분에게는 만능 대책이 있다. 그 대책은

운동이다. 운동의 유익함이 특종거리는 아니다(이 책에서만도
몇 번은 나온 말이다). 그런데 운동은 금연을 돕는 효과가 있다.
일단, 운동을 하면서 담배를 피울 수는 없다. 시도 때도 없는
담배 생각을 잠시 잊을 수 있다는 것 자체가 어디인가…….
좀 더 본격적으로는, 운동을 마치고 호흡이 완전히 편해질
즈음에도 담배 생각이 나지 않는다. 운동은 몸과 정신에 탄력을
불어넣는다. 운동을 하면 엔도르핀 분비가 왕성해지고, 그
결과 스트레스와 우울한 기분을 좀 더 잘 견딜 수 있다. 금연을
잘하다가 스트레스나 우울감을 못 견뎌 담배에 다시 손을 대는
경우가 많기 때문에 이 욕구를 잘 해소하는 것은 중요한 문제다.
어느 날 칼같이 담배를 끊는 게 어떻게 가능하냐고? 그런 식으로
금연에 성공하는 사람들도 얼마든지 있다. 과도기를 두고 금연을
할 생각이라면 일단 피우는 양을 줄여라. 금연이나 금주나
마찬가지다. 오늘의 첫 담배를 가급적 늦게 피운다는 생각을 갖고
있으면 담배 피우는 총량을 줄일 수 있다.

　　여러분도 어디서 담배는 완전히 끊어야만 유의미한 효과를
볼 수 있다는 말을 들었는지 모른다. 아주 틀린 말은 아니다. 폐암
발병률을 보자면, 하루에 피우는 담배의 양보다 흡연 기간이 더
중요하다. 하루에 다섯 대 이상 피우지 않는 사람이라도 장기간
흡연을 했다면 위험도가 더 높다는 얘기다. 그렇지만 담배를
줄이는 것이 완전한 금연으로 나아가는 첫걸음이 될 수 있다.
흡연을 제한하면 본인의 건강과 이미지에 어떤 긍정적 영향이

있는지 몸소 평가할 기회도 된다. 담배만 줄여도 혈색이 좋아지고 주름이 덜 도드라져 보인다. 그 이유는 담배가 두 가지 면에서 피부에 유해하기 때문이다.

일단, 담배 연기가 피부 밖에서 미치는 악영향이 있다. 담배 연기는 안색에 나쁘다. 흡연이 미소 순환계를 손상시키기 때문에 피부 세포에 산소가 원활히 공급되지 못한다는 문제도 생긴다. 담배는 피부 노화를 재촉할 뿐 아니라 피부색도 칙칙하게 만든다. 금연은 안색을 개선하는 가장 확실한 방법이다. 그뿐인가, 담배를 끊으면 집중력도 향상된다. 가끔, 담배를 피워야 머리가 잘 돌아가고 집중이 잘 된다는 사람들이 있다. 천만의 말씀이다. 흡연은 기억력에 지장을 준다! 흡연자의 뇌세포는 (신체의 다른 세포들도 마찬가지지만) 산소를 원활하게 공급받지 못한다. 따라서 인지 능력에도 지장을 초래할 수밖에 없다. 여러분이 금연을 몇 년간 잘 밀고 나간다면 다 남의 얘기가 되겠지만 말이다.

전자 담배

전자 담배가 시장에 진출한 이후로 열띤 논쟁들이 이어져 왔다.
전자 담배가 금연을 돕는다고 옹호하는 사람도 있고, 허튼 수작에
불과하다고 일축하는 사람도 있다. 나는 전자 담배가 진짜
담배보다는 훨씬 덜 해롭다고 본다. 비흡연자에게 전자 담배를
한번 피워 보라고 할 생각은 추호도 없지만 말이다(사실, 우리는
아직 전자 담배가 장기적으로 미치는 영향을 알지 못한다).

그렇지만 기존 흡연자가 전자 담배로 갈아 타는 것은 좋은
일이다. 진짜 담배에 포함된 타르와 그 밖의 몇 가지 발암 물질을
피할 수 있으니 그것만 해도 어디인가. 전자 담배의 유해성을
집요하게 강조하는 연구들은 수시로 나오고 있다. 그런 연구들은
제목만 거창하지, 내용을 자세히 읽어 보면 뾰족한 발견도 없이
막연한 소리만 늘어놓는다. 이러한 연구들에 누가 돈을 대는가?
바로 거기에 불편한 진실이 있다. 전자 담배를 원수처럼 생각하는
이들이 꾸민 일이라는 점은 어렵잖게 짐작할 수 있다…….

가장 많은 경우는 담배 회사들의 로비(이유는 명백하다),
그다음은 약학 업계의 로비다. 흡연자가 줄수록 아픈 사람이
줄고, 아픈 사람이 줄면 약이 덜 팔리며, 약이 덜 팔리면 약학
업계의 수익은 줄어든다. 전자 담배의 세 번째 적은, 이런 말
하기는 뭐하지만…… 국가다! 그래, 국가 말이다! 가당찮게 들릴지

모르지만 그렇게 생각하는 근거가 아주 가당치만은 않다. 담배 한 갑이 팔릴 때마다 나라는 판매가의 80퍼센트를 이런저런 세금으로 가져간다.[●] 전자 담배가 확산된다면 나라가 한 해에 수십 억 유로씩 거저먹던 수입이 확 줄어들 것이다. 전자 담배는 그냥 담배보다 세금이 훨씬 적게 붙는다. 그러니 국민이 담배를 피워도 좋은 거다. 공공 재정에만 좋다는 문제가 있어서 그렇지…….

● 프랑스의 경우에 해당한다.

건강 관리를 위한 조언 253

흡연자일수록 운동을 해야 한다

담배를 절대로 끊고 싶지 않다고 생각하는 사람은 드물다. 그런데
금연의 걸림돌 중 하나가 담배를 끊으면 살이 찐다는 생각이다.
흡연자들의 의식 속에는 이 걸림돌이 웬만큼 크게 들어와 있다.
담배를 끊을 마음의 준비가 됐다 싶으면서도 살이 찔 거라고
생각하면 의지가 꺾인다. 그래서 또 다시 담배 한 대에 불을
붙이고……. 하지만 담배라는 독을 끊기 원하는 모든 이에게
운동이라는 강력한 우군이 있다! 테니스장에서 담배를 꼬나물고
패싱샷을 날리는 사람은 없다. 조깅을 하면서 반바지 주머니에서
라이터를 찾는 사람도 없다.

　　참 당연한 얘기지만, 운동을 하면서 동시에 할 수 있는 일은
극히 제한되어 있다. 따라서 적어도 운동을 하는 동안은 담배와
바이바이다! 운동은 흡연 욕구에도 작용한다. 다수의 연구가
이 사실을 입증한다. 보통 강도의 운동을 10분만 해도 담배를
피우고 싶은 생각이나 니코틴 금단 증세가 눈에 띄게 수그러든다.
조금이라도 운동을 하는 습관이 있는 흡연자가 주위에 있다면
그 사람이 확인해 줄 것이다. 운동을 하고 나면 폐가 제대로
호흡하게끔 내버려 두고 싶어지지 담배를 피우고 싶어지지는
않는다. 나는 담배를 끊으면 살이 찔지 모른다는 두려움을 앞에서
언급했는데, 그 문제도 운동이 해결해 준다. 운동을 열심히 할수록

스스로 체중을 관리하기가 용이해진다.

하지만 담배를 피우던 사람들은 천천히 운동 습관을 들이는 것이 중요하다. 누군가의 도움을 받아도 좋고, 혼자 빨리 걷기와 달리기를 번갈아 하는 방법으로 서서히 기량을 끌어올려도 좋다. 이 단계가 가장 중요하다. GPP*로 기초 체력을 만들어 놓아야 하기 때문이다. 그리고 한 달 후부터는 자전거 타기, 수영, 헬스 트레이닝, 그 밖의 운동으로 신체 기량을 끌어올린다. 기량이 늘수록 스스로 놀랍기도 하고 운동에 재미도 붙는다. 근육이 차츰 지방을 대체한다. 몸에 근육이 붙고 탄력이 생기면 몸매가 좋아질 뿐더러 신진대사가 활발해져서 운동을 하지 않을 때에도 칼로리가 잘 연소된다.

이렇게 운동을 통해 선순환에 진입한 여러분은 자신의 변화에 놀라게 될 것이다. 이유는 간단히 설명된다. 담배를 끊으면 근육이 효율적으로 발달하고 폐 기능도 좋아진다. 수면의 질은 높아지고 그 때문에 체력 회복이 빠르고 결과적으로 건강해질 수밖에 없으며 그럴수록 점점 더 움직이고 싶어지니 운동 기량은 향상된다. 그렇게 고리와 고리가 맞물려 돌아간다. 이런데도 운동을 안 할 건가?

• General physical preparation.

변비는 치료가 아니라 예방을

배가 빵빵해진 느낌이 든다고? 가스가 찼나? 왜 이리 입맛이 없지?
딱딱하고 퍼석 마른 똥이 나온다고? 거시기한 얘기는 이 정도로만
해두자…… 나도 그럴 때가 있다……. 음, 거기까지. 미안하지만
다들 그렇지 않은가? 변비 증상을 전혀 겪어 보지 않은 사람은
없을 테니까. 그렇지만 우리는 모두 대장 운동을 활성화하는 좋은
습관을 들임으로써 변비를 예방할 수 있다.

첫 번째 할 일, 많이 마셔라. 물을 마시라는 얘기다!
모두들 다 알아들었으리라 믿는다. 수돗물로 충분하다. 생수를
사먹어야겠다면 황산염과 마그네슘이 풍부한 제품을 고르기
바란다. 변비 해소에 도움이 될 테니……. 두 번째 할 일, 식이
섬유를 섭취하라. 식이 섬유에 대해서는 다들 알고 있을 것이다.
식이 섬유는 햄과 빵보다는 과일과 채소에 많이 들어 있다. 세
번째 할 일, 운동을 하라. 신체 활동은 변비 해소에 도움이 된다.
대장 운동이 활성화될 뿐 아니라 두루두루 이로움을 끼친다.

마지막으로 화장실에 가라. 괜히 하는 말이 아니다! 당연한
얘기지만 실제로는 어떤 일에 매여서 화장실 가기를 미루는
경우가 꽤 있다. 그런데 시간을 끌거나 나중으로 미루면 변의는
사라지기 십상이다. 나와야 할 때 나오지 못한 변은 수분이
빠져서 점점 더 배출되기 어려운 상태가 된다. 그러므로 변을 잘

보려면 변이 보내는 신호를 존중해야 한다! 물론 생활 습관을 바꿔도 효과가 없을 만큼 변비 증상이 심각한 수준이라면 의사를 찾아가야 한다. 때로는 약을 먹거나 수술 따위를 받고 나서(몸에도 기억이 있다) 일시적으로 변비 증상이 나타나기도 한다.

소화? 웃음이 소화제다!

내가 여러분에게 이유도 없이 웃으라고 하거나 웃음을
명령한다면 무모한 짓이리라. 그렇지만 여러분에게 웃음의
효용만이라도 제대로 알려 줘야겠다. 웃음은 여러 가지로 이롭다.
그중에서도 가장 덜 알려진 이점이 있다. 웃음은 소화를 촉진한다!
실제로 우리가 큰 소리로 웃으면 복부 근육이 수축된다. 이때 배
속 깊숙이 위치한 소화관이 흔들리고 횡격막도 움직인다. 반사
운동이기 때문에 우리의 의지가 개입할 여지는 없다. 그 결과는?
위장, 대장, 소장, 십이지장이 마사지를 받는다 생각하라. 여러분이
섭취한 음식물은 그 덕분에 매끄럽게 소화된다. 게다가 큰 소리로
웃으면 (소화에 꼭 필요한) 침과 소화액 분비가 활발해진다.

요컨대, 여러분이 깔깔대고 웃을 때 몸속에서는 여러분이
생각도 못한 좋은 일들이 잔뜩 일어난다고 보면 된다! 자, 이제
웃을 일만 찾으면 된다. 디저트를 먹으면서 친구들을 한바탕 웃게
할 유머 한 토막이라든가……. 암스테르담 사창가에서 배회하던
사내 이야기를 아는가? 이 친구가 어떤 여자를 진열창에서
발견하고 말을 걸었다. 〈똑똑! 얼마죠?〉 〈400유로요!〉 〈너무
비싸네!〉 〈가격이 좀 세죠, 이중 유리라서 그래요.〉 별로 안
웃기다고? 그럼, 다른 얘기를 찾아보라. 포복절도할 만한 재미있는
이야기를……. 그러면 소화는 일도 아니다.

글루텐 프리도 좋지만

글루텐은 파스타, 케이크, 과자, 소스, 빵 — 탄력 있는 질감을 더해 준다 — 에 들어 있다. 우리는 아주 오래전부터 밀이나 호밀을 통해서 글루텐을 먹어 왔다. 그런데 이제 와 갑자기 글루텐은 독이란다! 글루텐이라면 다들 야유를 퍼붓는다! 그놈이 우리의 섭생을 파괴하고 모든 악의 근원이 된다나. 두통, 우울증, 구토증, 불면증, 관절증, 천식, 피부 가려움증, 나아가 다발성 경화증이나 정신 분열증까지, 그 밖의 끔찍한 온갖 병명들은 생략한다.

몇 년 전 미국의 심장 의학 전문의 윌리엄 데이비스William Davis가 책을 한 권 싸질러 놓았다. 그가 그 책에서 자기 환자들이 글루텐 프리 음식을 먹기 시작하면서부터 몰라보게 건강해졌다고 주장한 후로, 글루텐 프리가 대유행이다. 내가 여기저기서 읽은 바로, 미국에서는 인구의 3분의 1이 글루텐을 먹지 않으려고 노력 중이라고 하고(정확한 통계는 확인할 수 없지만 이 경향은 부인할 수 없으리만치 뚜렷하다), 프랑스에서도 글루텐 프리가 점점 붐을 일으키고 있다. 정당한 변화인가, 히스테리에 불과한가?

나는 유행을 경계한다. 유행이 장사꾼의 잇속 불리기를 은폐하는 경우가 많기 때문이다. 그러나 내가 귀를 닫고 사는 사람도 아니고, 글루텐 프리 식단을 실천하면서부터 생활이 달라졌다는 사람들의 열렬한 증언도 많이 들어 보았다. 그렇지만 나는 의사로서 과학적 증명에 준거하려는 입장이다. 글루텐이 앞에서 언급한 온갖 질병의 원인이라는 주장을 입증하는 연구는 아직 단 한 건도 없다(글루텐이라는 주제를 다루었으나 논란의 여지가 많은 연구를 제외한다면).

단지 둘 중 하나가 있을 뿐이다. 글루텐 불내증●이 있든가 그렇지 않든가. 글루텐 불내증이 있는 사람은 프랑스 인구의 1퍼센트 정도다. 이건 엄연한 질병이고 소아 지방변증이라는 원래 이름도 있다. 따라서 의사의 진료를 받아야 한다. 증상이 파악되면 처방이 떨어질 터인데, 글루텐 프리 식단을 〈평생〉 유지하는 것도 그 처방의 일부다. 그러나 글루텐 불내증이 없는 사람이라면 엄밀한 의학적 관점에서 글루텐 프리는 일종의 유행이나 자기 암시 또는 문화적 선택일 뿐이다. 그래도 괜찮다. 문화적 선택도 응당 존중받아야 한다.

그렇지만 구속이 따른다. 저녁 식사 초대를 받을 때, 장을 보거나 외식을 할 때, 따져 봐야 할 것이 많아서 곤란해진다. 글루텐 프리 제품 시장이 형성되고 있기는 하다. 식료품점, 인터넷 사이트, 식당에 글루텐 프리 제품이나 메뉴가 점차 늘어나고 대형 마트에도 글루텐 프리 제품 코너가 따로 생기는 추세다. 그런 제품이 기존 제품보다 훨씬 비싸다는 것은 말할 필요도 없다.

● 글루텐 알레르기로 인한 소화 기능 장애 현상을 의미한다.

자연 요법에 대하여

의사들은 나의 동료다. 의사라고 다 같은 의사는 아니다.
나의 동료 중에는 배추를 챙겨 먹는 습관이 있는°영양학자도
있고(더욱이 배추는 매우 훌륭한 식품이다), 식품 궁합을 연구하는
자연 요법의도 있다. 어떤 의사들은 자연 요법에 과학적 근거가
없다면서 자연 요법의들을 하찮게 여긴다. 그렇지만 나는 점점 더
많은 사람에게 설득력을 얻고 있는 그들의 연구에 주목하지 않을
수 없다. 식품 조합에는 몇 가지 규칙이 있어서 무엇과 무엇을
함께 먹느냐에 따라 소화가 더 잘되기도 한다. 혹은 소화가 잘
되는 기분이라도 느끼게 한다. 나는 그런 느낌도 존중한다.

솔직히 과학이 모든 것을 설명해 주지는 않기에 이 문제에
어떤 견해를 피력하기란 어렵다. 어쨌든 자연 요법에 호기심이
있다면, 자연 요법이 잘 받는 체질이거나 자연 요법에 동의하는
입장이라면 순전히 정보 전달 차원에서 내가 얘기를 좀 해보겠다.
스타일리스트들이 옷차림의 조화를 따지듯 자연 요법의들은
식품의 조화를 따진다고 할까. 빨간 바지에 주황색 스웨터를

● 〈배추chou〉라는 단어를 살리기
  위해서 이렇게 번역했지만, 저자는 원문
  〈se prendre le chou〉를 〈화내다,
  성질내다〉라는 관용어구로 사용해
  말장난을 하고 있다.

입고 분홍색 모자를 쓰면 당장 보기 싫다는 느낌이 온다. 바지, 스웨터, 모자를 다 따로 놓고 보면 각각의 멋과 용도가 눈에 들어온다. 그렇지만 한꺼번에 착용하면 사람인가 앵무새인가 싶은 꼴이 된다(패션 디자이너 크리스티앙 라크루아는 그런 과감한 조합으로도 패션쇼 관객을 열광에 몰아넣었지만 우리는 크리스티앙 라크루아가 아니다).

　식품도 마찬가지다. 절대로 함께 먹으면 안 되는 식품들이 있다. 붉은색 고기를 예로 들어 보자. 육류에는 우리 몸이 간절히 필요로 하고 동화시키고자 하는 철분이 풍부하게 들어 있다. 그런데 먹음직스러운 스테이크에 커피나 차를 곁들이면 그 소중한 철분이 우리 몸에 잘 흡수되지 않는다. 반면, 스테이크에 파슬리를 곁들이면 파슬리는 그 자체로 비타민 C가 풍부할 뿐 아니라 철분 흡수도 도와주기 때문에 금상첨화다. 연어나 정어리처럼 기름진 생선에 많은 비타민 D는 칼슘(유제품이나 시금치에 풍부하게 들어 있다)과 환상의 짝꿍이다. 비타민 D가 칼슘 흡수를 촉진하기 때문이다.

　몸에 좋은 음식을 꼭꼭 씹어 먹는데도 이유 모를 소화 불량이나 고질적인 피로, 복부 팽만에 시달리는 경우가 있다. 자연 요법 전문가들은 그 이유로 한 끼 식사 안에서 식품의 조화가 이루어지지 못했기 때문이라고 답할 것이다. 소화가 잘되려면 음식 궁합도 따져 봐야 한다. 20세기 초에 허버트 셸턴Herbert Shelton이라는 사람이 건강을 지켜 주는 음식 조합을 제안한

바 있다. 그의 제안은 과학적으로 근거가 입증되지 않았으나
지금까지도 열렬한 추종자들을 양산하고 있다. 추종자들은 그들
나름대로 효과를 본 듯하다. 그럼 됐으니 일단 넘어가자⋯⋯.
셸턴이 제안한 원리를 따르려면 먼저 식품을 7개 군으로 분류해야
한다. 각 식품군은 규모가 다르고 그 자체로 완전하지 않지만
나름의 효용을 지닌다.

1. 동물성 단백질: 육류, 가금류, 어류, 갑각류, 조류의 알과 경성·
   반경성 치즈(하우다, 그뤼예르, 미몰레트, 에멘탈 등)
2. 식물성 단백질: 아몬드, 개암 열매, 버섯, 해조류, 두부, 대두,
   그 밖에도 건조 상태로 유통되는 완두, 잠두, 렌틸콩, 강낭콩 등
3. 생치즈 단백질: 요구르트, 프티 스위스*, 리코타, 모차렐라,
   프로마주 블랑, 염소젖이나 양젖으로 만든 생치즈
4. 강력분 계열: 쌀, 파스타, 밀, 보리, 호밀, 옥수수, 통밀빵 등
5. 박력분 계열: 비스킷, 시리얼류, 서양 호박, 감자, 밤 등
6. 과일
7. (녹황색의) 생채소나 익힌 채소

    셸턴은 이 분류를 바탕으로 각 식품군을 조화시키면 소화에도

* 노르망디산 크림치즈의 한 종류로 일반적인
  치즈보다는 요구르트에 가까운 질감이다.

이롭고 몸에 흡수도 잘 된다고 주장했다. 그가 독자적으로 개발한
규칙은 다음과 같다.

1. 동물성 단백질과 강력분 계열 식품을 함께 먹지 않는다.
2. 강력분 계열 식품을 동물성 단백질이나 과일과 함께 먹지 않는다.
3. 과일을 먹을 때는 동물성 단백질, 식물성 단백질, 박력분 계열을 모두
   먹지 않는다.
4. 녹색 채소와 생치즈 단백질은 모든 음식에 곁들일 수 있다.

　　벌써 짐작하겠지만 이렇게 조합을 맞추기란 여간 까다롭지
않다. 소화가 잘 안 되어 고생하는 사람들에게 좀 더 적용하기
쉬운 규칙을 제안해 보겠다.

1. 동물성 단백질을 먹을 때에는 녹말이 함유된 음식 대신 채소를
   곁들인다.
2. 녹말질 음식을 먹을 때에는 식물성 단백질을 곁들인다. 동물성
   단백질은 가벼운 종류로 소량만 먹는다(삶은 달걀이나 얇게 썬 햄
   정도). 채소는 언제나 첫 번째로 추천한다.
3. 배에 가스가 잘 차는 편이라면 과일(특히 멜론과 수박)은 식사와
   별개로, 끼니 사이의 간식으로 먹어라.

　　이런 규칙을 따랐더니 몸이 더 좋아지더라 하는 사람은 계속

그렇게 하면 된다. 자연 요법 전문가들은 경험상 이러한 방식으로 소화와 관련된 문제 대부분을 해결할 수 있다고 본다. 그렇지만 생활 방식, 스트레스에 대한 노출, 그 밖에도 각 사람에게 독특하게 작용하는 수많은 변수를 간과해서는 안 된다. 여러분의 목표가 무엇이든 간에(다이어트, 건강, 소화 불량 다스리기 등등) 가장 중요한 것은 적당한 양을 제 시간에 제대로 (꼭꼭 씹어서) 먹는 것이다. 이러한 접근은 최소한 음식 궁합 따지는 법 못지않게 중요하다.

과감하게 찬물 샤워를!

우리는 인생의 3분의 1을 잠으로 보낸다. 잠은 건강에 빼놓을 수 없는 부분이다. 그렇지만 잠만 자면 다 해결되는 게 아니다! 잘 자는 잠이 있는가 하면, 그렇지 않은 잠도 있다. 피로, 주의력 감퇴, 사기 저하, 그때그때 기복이 심한 기분에서 벗어나려면 잠을 달게 자야 한다. 스트레스에 저항하는 가장 독창적 팁 중 하나는 저녁을 먹기 전에 가볍게 찬물로 샤워를 하는 것이다. 찬물로 샤워를 하면 잠이 잘 오지 않을 것 같다고? 전혀 그렇지 않다. 사실 잠자리에 들기 전에 체온을 살짝 떨어뜨려 주면 밤에 더 푹 잘 수 있다. 과감하게 찬물 샤워에 도전할 마음을 먹었다면 수온은 15도 전후를 권한다.

그렇게 해서 찬물 샤워에 차츰 익숙해지고 효과를 몸으로 느끼게 되거든 수온을 10도까지 떨어뜨려도 좋다. 단계적으로 그 수준까지 가보라. 처음에는 샤워기로 15센티미터 정도 거리에서 발에만 찬물을 끼얹다가 점점 위로 올라온다. 항상 아래에서 위 방향으로 진행해야 한다. 찬물 샤워는 몸을 이완시키는 효과가 있다. 또한 우리 기분을 좋게 하는 엔도르핀 분비를 촉진하고 불안과 스트레스를 몰아내어 잠을 푹 자게 한다. 게다가 찬물 샤워를 하면 샤워 시간이 단축된다는 장점이 있다. 2분 안에 샤워를 끝내는 법을 터득하리라……

난 내가 좀 좋아, 아주 좋아,
전혀 좋지 않아!

여러분도 이미 알겠지만 요즘 잡지, 특히 패션 잡지 표지에서부터
일상 대화에 이르기까지 여기저기서 〈자존감〉이라는 개념이
튀어나온다. 이 개념은 자기 자신에 대한 전반적 판단에 해당한다.
그 판단은 긍정적일 수도 있고 부정적일 수도 있다. 보통, 성년에
이르면 자기에 대한 판단의 기본은 다 서 있다. 그렇지만 살면서
겪는 직장 문제, 가족 문제, 연애 문제에 따라서 자기 자신에
대한 생각도 변할 수 있다. 그래도 큰 줄기는 유년기에 다 잡힌다.
부모의 책임이 그래서 막중하다…….

　여러분이 자녀의 가능성이나 역량을 어떻게 이야기하느냐에
따라서 자녀는 용기를 얻기도 하고 실의에 빠지기도 한다.
부모는 자식이 어떤 점이 뛰어나고 어떤 점이 부족한지 분명히
알아야 하고, 아이가 그런 부분을 스스로 깨닫게 도와야 한다.
아이의 야망을 키워 주는 것도 중요하지만 아이가 실현 불가능한
목표에 짓눌리지 않도록 보듬는 것도 중요하다. 그래, 쉬운 일은
아니다……. 조준을 너무 높이 해서도 안 되고 너무 낮게 해서도
안 된다. 조준이 어긋나면 결과도 어긋날 테니까.

　자존감이 건강하지 못하면 필연적으로 사는 게 힘들고
인간 관계가 어렵다. 끊임없는 좌절, 지나친 죄의식, 철두철미한
자기 비하, 지나치게 충동적이거나 소심한 성격은 행복의

걸림돌이다. 자존감은 언제나 바닥에 깔려 있으면서 개인적 자아 실현 혹은 직업적 성취를 담보로 잡고 있다. 나쁜 일은 우르르 한꺼번에 일어나기 쉽다. 그러한 위기가 우울증, 중독 행동(약물, 술), 심하게는 섭식 장애(과식증, 거식증)까지 이어지는 경우도 드물지 않다. 반대로 자존감이 너무 단단해도 교만한 행동을 하기 쉽다(본인은 그렇지 않을지라도 남들에겐 그렇게 보일 수 있다). 자기에겐 어떤 위기도 닥치지 않을 것처럼 과신하게 될 수도 있기 때문에 지나치게 공고한 자존감도 위험하다.

그렇기 때문에 아이에게 무슨 말을 하기 전에 세 번 네 번 생각해 보아야 한다. 물론, 모든 것은 여러분의 교육 방식에 달렸다. 부모의 교육이 허용적이냐, 권위적이냐, 자율적이냐는 아이가 자기 자신을 바라보는 시선에 반드시 지대한 영향을 미친다. 아이가 제 힘으로 날개를 펼 때쯤이면 남들에게 영향을 덜 받고 자기 자신을 바라보는 눈도 좀 더 독자적이 되지만 그래도 가정 교육의 영향은 부정할 수 없다. 아이는 약속이다. 여러분은 그 약속이 꼭 지켜지도록 힘써야 한다. 그러자면 아이에게 〈좋은 자존감〉을 키워 주는 몇 가지 원칙을 실천에 옮겨야 한다.

여기서 말하는 〈좋은〉 자존감이란 너무 높지도 않고 너무 낮지도 않은, 〈충분한〉 자존감을 뜻한다. 가령, 부모의 교육 원칙이나 부모가 이미 분명하게 말한 사항을 아이가 지키지 않으면 반드시 대가를 치르게 해야 한다. 그렇지만 아이가 위반에 대해서 과한 대가를 치르게 해서는 안 된다. 가능한 범위 내에서 아이 스스로 선택할 여지를 남겨 주고자 노력하라. 아이는 테니스를 하고 싶어 하는데 부모는 아이를 골키퍼로 키우고 싶어서 축구 클럽에 넣어 봤자 부질없는 짓이다. 아이가 그림을 그리고 싶어 하는데 피아노를 강요해서는 안 된다. 아이를 구속할수록 아이의 자신감, 나아가 앞으로의 자율성에 악영향이 미친다. 선택권을 줌으로써 자신감도 준다고 생각하라. 또한 아이가 감정이나 생각을 기탄없이 표현할 수 있게 해야 한다.

아이가 무엇을 선택하든 부모는 격려하고 아이 스스로 정한 목표를 성취할 수 있도록 도와야 한다. 그 과정에서 여러분은 합리적 범위 안에서 물적 지원과 정신적 지원을 아끼지 마라. 아이가 현실에 부딪혀 보고 실패도 하고 성공도 하게 해야 한다. 그러면서 자기가 무엇을 할 수 있고 무엇을 할 수 없는지 배우고 느끼는 거다. 그래야 아이가 자기 자신을 더 잘 알게 된다. 나아가 자기 자신을 더 잘 받아들이게 된다. 그래야 자신감이 생기고 그 자신감을 동력 삼아 타인에게 다가가거나 집단과 공동체 안에서 자기에게 잘 맞는 자리를 찾을 수 있다.

죄의식과 맞서 싸워라!

자기 자신이 원망스러울 때가 있는가? 왜 그때 이러저러하게
하지 못했을까 자책하는가? 자기가 잘못한 거라고 생각하는가?
그렇다고? 그렇다면 당신은 죄의식이라는 함정에서 빠져 나오는
팁을 챙겨야 할 사람이다. 죄의식은 사람을 피폐하게 만든다.
그러니 죄의식과는 거리를 두는 편이 낫다. 사람은 완벽하지
않다! 당신도 마찬가지다. 나 또한 마찬가지다(그래도 난 좀
괜찮은지도……). 당연한 말 같지만 머릿속에 콱 박혀 있어야
한다! 자신의 불완전성을 받아들이고 분명히 아는 것은 더 나은
삶으로 향하는 첫걸음이다. 자기 결점과 약점을 인정하면 되레
마음이 편해진다.

　　세상은 흑백이 아니라 회색이다. 왜 이런 말을 하느냐 하면,
누구에게나 그늘진 부분이 있다는 점을 새삼 일깨우고 싶어서다.
우리는 모두 미묘한 존재들이다. 그렇기 때문에 관심을 기울일
만하다. 어릴 때는 세상을 이원론적으로 바라본다. 우리는 〈그건
좋아〉 아니면 〈그건 나빠!〉 소리를 듣고 자랐다. 그 말을
곧이곧대로 믿으면서! 그런데 자라 보니 세상 사정이 그렇게
단순하던가? 이상만을 추구한다면 애초에 승산이 없다. 남에게
피해를 주지 않는 범위 내에서 자신의 욕망과 바람에 귀를
기울여라. 한마디로, 내 마음을 내가 받아들이자!

공감이 중요하다

잘 산다는 것은 타자와의 관계 문제이기도 하다. 〈함께하는 삶〉이라는 표현이 의미를 지니기 위해서는 관계의 질뿐 아니라 사람과 사람 사이의 명확한 소통도 매우 중요하다. 68혁명의 주창자들은 〈전쟁이 아니라 사랑을!〉을 외쳤다. 지금 우리는 공감을 이야기한다. 공감은 단순한 유행이 아니라 처방이다. 공감을 하는 김에 사랑을 해도 된다. 하지만 그건 다른 문제니까 여기서 다루지 않겠다! 공감 얘기로 돌아가 보자…… 공감을 한다는 것은 판단을 보류한 채 타인이 느끼는 감정을 이해할 수 있다는 뜻이다. 경청이 중요하다. 사태를 바라보는 시각이 조금이라도 대화를 오염시킨다면 그건 공감 어린 대화가 아니다.

공감하는 사람이 되자! 이건 공감을 얻는 상대보다 여러분 자신에게 더 이로운 일이다. 우리는 공감에 힘입어 사람들에게 좀 더 열린 자세를 취하고 직관을 발달시키며 나와 생각이나 행동이 다른 사람도 포용하게 된다. 그렇지만 체질적으로 과민한 사람들은 지나치게 감정을 이입한 나머지 적당한 거리를 취하지 못하고 남의 감정에 치인다. 솔직히 공감의 목표는 그런 게 아니다…… 공감은 도로 운전과 비슷하다. 안전거리는 언제나 확보해야 하는 것이다.

그리고 공감, 동감, 연민은 구분해야 한다. 공감은 여러분이

상대의 고통을 이해하고 있음을 (그 상대에게도) 드러내는
개념이지만 동감은 상대와 같은 생각이나 견해를 가지고 있다는
의미다(〈난 너에게 동의해〉). 반면에 연민은 타자의 고통을
함께 나눈다는 의미다(〈너 우니? 나도 눈물이 나!〉). 어쨌거나
단어의 모양새가 다르다면 뜻도 다 다르려니 생각하자……

꽃가루 알레르기가 있는 분들께

꽃가루 알레르기가 있는 사람들은 많다. 그들은 다시 자기가
꽃가루 알레르기인지 아는 사람과 그 사실을 모르는 사람으로
나뉜다. 아, 그렇다, 희한한 얘기처럼 들리겠지만 어떤 사람들은
자기가 꽃가루 알레르기가 있는데도 그 사실을 모른다! 그렇기
때문에 증상을 관심 있게 지켜봐야 한다. 콧물? 코 막힘?
비염일 확률이 높다. 눈물도 나곤 하는가? 가려움도 느끼는가?
결막염일지도 모른다. 가슴이 답답하다고? 숨을 쉴 때 쉭쉭
소리가 난다고? 천식과 증상이 비슷하다. 재채기? 꽃가루
알레르기일지……. 이런 증상들이 친숙하다면 꽃가루에
알레르기가 있는 거다. 보통은 봄이 오는 3월부터 발동이 걸리고
9월까지 이어진다. 다음의 다섯 가지 팁은 의사가 여러분에게
어떤 처방을 내리든 실천에 옮길 수 있다.

1. 손, 코, 얼굴, 눈을 자주 씻는다.
2. 구석구석 먼지를 제거하고 집 안 청소를 꼼꼼히 한다.
3. 자동차로 이동할 때는 차창을 열지 않는다. 꽃가루는 밖으로!
4. 선글라스와 마스크 착용을 꺼리지 말라.
5. 낮에 공원이나 정원에서 시간을 보냈다면 저녁에 머리를 감고
   잠자리에 들라.

노력 없이도 기억력을 유지하는 법

기억에 구멍이 난 것 같은 기분을 느껴 보았는가? 사람 이름이 기억나지 않거나, 열쇠를 어디에 뒀는지 도통 모르겠다거나, 분명히 아는 길인데 못 찾아가겠다거나……. 그런 경험이 없지는 않을 것이다. 기억은 일상 속에서 우리를 희롱하기 좋아한다. 촉각, 후각, 청각, 시각을 막론하고 감각 기억은 제멋대로 자리를 비우곤 한다. 그러한 기억의 공백은 우리가 과도하게 걱정하거나 매순간 치매를 염려할 필요까지는 없어도 기억도 관리해야 할 대상임을 일깨워 준다.

기억은 민주주의 혹은 언론 자유와 비슷하다. 부지런히 활용하지 않으면 쇠락한다는 뜻이다. 저절로 시들어 버리고 오그라든다. 기억이 아주 일찍부터 주어진 것, 세상에 태어나기도 전에 받은 선물이라는 점을 생각하면 이 상실은 더욱더 유감스럽다. 태아가 냄새, 촉감, 맛, 엄마의 음성 등을 기억할 수 있다는 주장은 이미 수많은 과학자의 지지를 얻었다. 기억의 본거지에 해당하는 부분이 우리 뇌의 중앙 측두엽에 위치한 해마이다. 측두엽 피질에서 다섯 번째 주름 바로 위에 있다. 벌써 골치 아프다고? 그래, 안다……. 간단하게 설명하겠다.

기억은 뇌가 담당한다. 그런데 뇌의 80퍼센트가 수분이라는 사실도 아는가? 따라서 수분이 부족하면 뇌에 직접적 영향이 미친다! 탈수는 집중력 문제를 불러오고, 집중력이 떨어지면 기억이 제대로 기능할 수가 없다. 갈증이 나기 전에 수시로 물을 마셔 주는 것은 물론이요, 과일이나 채소처럼 수분 함량이 높은 식품을 즐겨 먹는 것도 기억력을 유지하는 데 도움이 된다. 게다가 뇌는 산소를 엄청나게 잡아먹는다. 우리가 흡수하는 산소의 20퍼센트를 뇌가 혼자 차지할 정도다. 뇌에 산소를 풍부하게 공급하려면 비법은 하나, 운동을 해야 한다! 당연한 얘기로 자꾸 돌아오게 된다만, 나는 잔소리에 교육적 효과가 있다고 믿는다. 게다가 반복은 기억의 가장 좋은 친구다. 운동을 하고 나면 엔도르핀 분비가 활발해지기 때문에 집중력도 좋아진다. 이미 지적했듯이 집중력은 기억을 돕는다.

현대 사회의 편리함은 우리가 기억력을 유지하는 데 이로운 반사적 행동들마저 필요 없는 것으로 전락시켰다. 지금은 손으로 글씨를 쓸 일보다 컴퓨터 자판 두들길 일이 더 많다. 수첩이나 메모장은 대개 모니터 화면이 대신한다. 그렇지만 손 글씨는 사유, 언어, 기억과 관련된 뇌 영역을 자극한다. 그러므로 종이와 펜이 점점 더 쓰이지 않는다고 해서 완전히 치워 버려서는 안 된다. 휴대 전화의 마법에도 너무 홀라당 넘어가지는 말자. 스마트폰으로 모든 일을 해결할 것처럼 무제한 붙잡고 있는 동안, 우리도 모르게 기억력이 손상된다.

실제로 여러 연구자가 기억력의 〈감가상각 효과〉를 입증해 보였다. 목발에 의지하듯 사진기에 의지할 때 기억력이 감퇴하는

현상이라고 할까. 과학 기술이 어떤 사람 혹은 사물을 기억하는
데 꽤 유용할 수도 있다. 그러나 기계에 의지하더라도 기억해야
할 대상을 관찰하는 시간마저 생략해서는 안 된다. 매일매일
기억의 톱니바퀴에 기름칠하는 작업을 빼먹는 거나 마찬가지니까.
기름 얘기가 나와서 말인데(나도 안다, 뜬금없이 넘어가는 감이
있지만 할 말은 해야겠다), 올리브 오일을 추천한다. 올리브 오일이
기억력에 직접적으로 작용하지는 않지만 지중해 다이어트에서
올리브 오일은 뇌의 노화를 늦춰 주는 식품으로 통한다.

사실, 원칙은 간단하다. 견과류를 챙겨 먹고, 고기보다는 다중
불포화 지방산과 양질의 단백질이 풍부한 생선(연어, 참치, 고등어,
청어, 정어리 등)을 먹고, 소젖보다는 양젖이나 염소젖을 먹고,
미네랄과 식이 섬유와 각종 항산화 성분이 풍부한 과일과 채소를
먹으면 된다. 특히 항산화 성분은 무방비 상태의 신경 세포를
공격하는 프리 라디컬을 상대로 잘 싸워 준다. 비타민 C(붉은색을
띠는 과일, 감귤류, 방울 다다기 양배추, 브로콜리 등)와 비타민
D(감자, 호박씨, 해바라기씨)가 풍부한 식품은 대개 항산화
성분도 풍부하다. 마늘, 아몬드, 가지, 비트, 당근, 버섯, 레몬,
시금치, 키위, 사과 등도 식탁에 자주 올리기를……. 이 장보기
목록에 초록색 잎채소, 다크 초콜릿을 추가한다면 마그네슘까지
야무지게 챙길 수 있겠다. 마그네슘은 시냅스, 즉 정보 전달이
이루어지는 신경 말단에 이롭게 작용하기 때문에 인지 능력에도
긍정적 영향을 미친다.

보다시피, 기억력 관리는 생활 양식의 문제이기도 하다. 그날그날의 소소한 행동을 가까운 기억이나 오래전 기억을 유지하기에 좋은 방향으로 선택할 수 있다. 그러니 가벼운 낮잠을 즐겼다는 이유로 죄책감을 느끼긴 말라. 낮잠도 기억력에 이롭게 작용하니까. 오후의 짧은 낮잠은 오전에 습득한 정보를 기억하는 데 도움을 준다. 낮잠을 자는 사람의 두뇌 활동이 그렇지 않은 사람에 비해서 더 활발하다는 연구 결과도 있다. 쉬는 시간에 잠시 산책을 하러 나가면서 죄책감을 느낄 필요도 없다. 아무리 쾌적한 사무실에서 최적화된 조명 아래 일한다 해도 우리 몸은 자연광을 필요로 한다. 꼭 햇볕을 쬐러 나가야 한다! 그래야 그날 밤 잠자는 타이밍을 맞추고 수면의 질을 높일 수 있다. 그렇게 푹 자고 나면 기억력도 튼튼해진다. 잠은 깊이 잘수록 좋고 그렇게 잘 자는 동안 하루 동안의 학습 내용이 분류되고 추려진다.

그 밖에 커피도 적당히 마시면 좋다고 말할 수 있겠다. 카페인은 장기 기억을 자극하고 시각적 기억을 향상시킨다. 많이 웃을수록 기억력은 좋아진다. 웃을 때 뇌에서 엔도르핀이 분비되기 때문에 집중력이 높아지기 때문이다. 독서도 기억력을 관리해 주는 좋은 습관이다. 독서가 인지 능력을 향상시키는 이유는, 책을 읽는 동안 우리는 머릿속으로 이미지를 떠올리고, 이해하고, 기억하고……. 요컨대 뇌를 부지런히 가동시키기 때문이다. 하나 혹은 그 이상의 외국어를 학습하면 기억력이 좋아진다. MRI 촬영으로 이 주제를 다룬 한 연구는 적어도 두

개 이상 외국어를 하는 사람은 모국어만 하는 사람보다 뇌를 더 효과적으로 사용하며 기억 장애에 노출될 위험이 적다는 결론을 내렸다. 솔직히, 누구나 짐작할 수 있는 결론이다. 사용 언어가 많을수록 기억력은 자극을 받는다. 카피토? 언더스투드? 페어슈테엔? 콤프렌디도?*

* 〈이해했는가?〉라는 뜻의 이탈리아어, 영어, 독일어, 스페인어 표현.

단기 기억과 장기 기억

사람의 기억은 수십 억 개의 정보를 저장할 수 있다. 그러나 기억은 여러 가지로 변형된다. 기억은 하나가 아니라 여러 개다. 그리고 크게는 〈단기 기억〉과 〈장기 기억〉으로 나뉜다. 단기 기억은 저장 용량이 제한되어 있다. 심하게 제한되어 있다고 봐도 좋다. 수명도 짧아서 0.5초에서 10초가 고작이다! 그렇지만 단기 기억은 쓸모가 많고 실용적이다. 이 기억은 우리의 눈, 귀, 손가락, 코가 포착하는 정보의 연속적 흐름 속에서 취해야 할 요소를 걸러 내기 위해 감각에 호소한다. 그렇지만 (엄밀한 의미에서가 아니라) 우리가 일반적으로 말하는 단기 기억은 30초쯤 지속된다. 우리는 그 잠깐 동안 정보를 붙들어 놓을 수 있다.

가령 누가 전화번호를 불러 주면 우리는 바로 번호를 누르든가 종이에 메모를 할 것이다. 전화번호를 소리 내어 계속 읊조리든가 속으로 되뇌어 기억의 지속 시간을 좀 더 늘릴 수도 있다. 단기 기억은 일상 속의 다양한 업무 수행에서 중요한 역할을 하므로 무척 소중하다. 단기 기억과 관련하여 심리학자들은 이른바 〈마법의 숫자 7〉에 대한 연구를 내놓았다. 우리는 시각적으로든 청각적으로든, 서로 다른 정보를 7개까지는 잠시 기억할 수 있다고 한다. 하지만 너도 나도 7개까지는 끄떡없다는 얘기가 아니다! 어떤 사람은 5개가 최대치인 반면, 또 어떤 사람은

9개까지도 가능하다. 이건 각자의 집중력에 달린 문제다. 어쨌든 이러한 평균 7개 정보는 20초 남짓 우리 뇌에 머문다. 그 후에 정보의 90퍼센트는 잊힌다.

쓸모없는 정보들이 열차처럼 꼬리에 꼬리를 물고 확 지나가기 때문에 우리 뇌는 포화되지 않는다. 반복 그리고 감정의 힘이 단기 기억을 장기 기억으로 이행시킨다. 그러한 이행이 있기에 우리는 추억들로 우리 자신을 만들어 나가는 것이다. 헵의 법칙은 이 현상을 규명한다. 캐나다 신경 심리학자 도널드 헵Donald Hebb의 이름을 딴 법칙이다. 어떤 신경 세포가 다른 신경 세포에게 규칙적으로 메시지를 보내면 수신자 입장의 신경 세포는 그 메시지에 점점 더 민감해진다. 두 신경 세포를 연결하는 회로가 만들어지고 그러한 연결은 반복될수록 강화된다. 따라서 이 회로와 관련된 기억이 오래 남을 확률도 높아진다. 우리는 이런 식으로 구구단을 외우고 암기를 수행한다!

하지만 감정이 동일한 효과를 낼 수도 있다. 일상에서 튀어나온 어떤 이미지가 신경 세포를 활성화했는데 이 이미지가 출산처럼 대단히 기쁘고 경사스러운 순간이나 폭력적인 장면에 해당한다면 거기에 실린 감정이 즉각적으로 기억을 강화한다. 〈잊을 수 없는 순간〉이라는 말이 괜히 있겠는가? 말 그대로, 그런 순간은 잊히지 않고 기억 속에 공고하게 자리를 잡는다. 이론적으로 이렇게 오래 남는 기억, 즉 장기 기억의 용량은 무한하다. 장기 기억은 정보 저장 기능을 담당하고 우리의 인격을 형성한다. 처음 바닷가로 떠난 여행, 지워지지 않는 첫 키스의 맛을 추억할 수 있는 것은 장기 기억 덕분이다. 시를 암송하거나 카드 게임 규칙을 외우는 것도 마찬가지다.

장기 기억이 존재하기에 프루스트는 어린 시절 찻잔에 담갔던 마들렌 향을 떠올릴 수 있었다. 오감과 연결된 기억 가운데 으뜸은 후각적 기억이다. 우리의 콧구멍 안에 특수한 신경 세포가 흩어져 있기 때문에 후각적 기억은 시각, 청각, 촉각, 미각과 관련된 기억을 압도한다. 이 신경 세포들 덕분에 우리는 서로 다른 10,000여 가지 냄새를 알아차릴 수 있다. 장기 기억은 여러 과정으로 이루어진다. 우리의 모든 학습(걸음 등)을 무의식적으로 관리하는 비(非)서술 기억이 있는가 하면, 우리가 습득해서 그때그때 사용하는 지식을 관리하는 의식적 서술 기억도 있다.

그렇지만 우리는 기억의 메커니즘 앞에서 평등하지 않다. 가령 추억은 집중력이 정점에 이르는 서른 살 이전에 더 잘 남는다. 그 후로는 사정이 점점 나빠진다. 중학생은 음악을 들으면서 공부를 할 수 있지만 사십대는 집중을 하려면 조용한 환경이 필요하다. 쉰 살을 전후로 기억은 노화되기 시작하고 일흔다섯 살 이후로는 노화에 가속도가 붙는다. 그러나 나이는 고려해야 할 한 요인에 불과하다. 성별도 영향을 미칠 수 있다. 설명하자면 이렇다. 여성은 철분이 부족하기 쉽다. 그런데 뇌에 산소를 공급하려면 철분이 반드시 필요하다. 따라서 철분 결핍은 기억력과 집중력에 직접적으로 영향을 미친다. 그러니 여성분들은 내키지 않더라도 순대, 붉은색 고기, 내장 및 부속고기, 렌틸콩, 시금치, 통곡물 시리얼을 조금이라도 챙겨 먹고 철분을 보충하시라…….

유전, 교육, 직업도 기억력을 좌우한다. 평생 머리 쓰는 일에 종사하면서 기억력을 지속적으로 활용한 사람들은 기억 장애도 보통 사람들보다 늦게 나타날 확률이 크다. 스웨덴에서 진행한 연구는 동일 연령대에서도 지적 자극을 많이 받은 뇌가 그렇지 않은 뇌보다 매년 2퍼센트나 더 많이 ─ 생각보다 꽤 높은 수치다 ─ 새로운 신경 세포를 생성한다고 밝혔다. 기억은 신비롭다! 그리스인들은 기억을 간과하지 않았기에 〈므네모시네Mnemosyne〉라는 여신을 상상했다. 프랑스어에서 〈기억술mnémotechnique〉이라는 단어가 이 여신 이름에서 나왔을 것 같다고? 딩동댕! 정답이다!

므네모시네는 가이아(대지)와 우라노스(하늘) 사이에서 태어났는데 단어들을 만들어 내고 이야기를 들려 주는 특별한 재능을 타고났다. 그녀는 신들의 왕 제우스를 유혹하려고 신들이 티탄족과 싸워서 승리한 이야기를 들려주었다. 그렇게 해서 제우스의 환심을 산 므네모시네는 올림포스 정상에서 제우스의 딸을 아홉이나 낳았으니 그 딸들이 바로 아홉 뮤즈다. 몇몇 고대 화가들은 므네모시네를 원숙한 여인의 모습으로 그렸다. 그녀는 턱을 든 채 생각에 잠긴 듯 오른손 엄지와 검지로 귓불을 잡고 있다. 고대에 다른 신들이 청소년에 가까운 모습으로 그려졌다는 점을 감안하면 꽤 예외적이다. 문자와 글쓰기가 발명되기 전에 기억이 중요했음을 그런 식으로 강조한 걸까. 그게 아니면 〈단기 기억〉과 〈장기 기억〉이 상호 작용하는 바로 그 순간, 뇌가 정보를 받아들이고 처리하고 의미를 부여함으로써 정보를 보존할 것인지 아닌지 결정하는 바로 그 순간을 나타냈을지도. 뭐, 아니면 말고.

　　우리야 사라져 가는 기억이 늘 아쉬운 형편이지만, 반대로 기억이 지워지지 않아서 골치 아픈 경우도 있을까? 확실하고 분명하게 답하건대, 있다! 심지어 기억과잉hypermnésie이라고 이 현상을 가리키는 명칭도 있다. 만약 여러분에게 10년 전 모월 모시에 어디에 있었느냐고 물었는데 대답을 할 수 있다면 여러분도 기억 과잉 증후군을 앓고 있는지 모른다(그렇다고 너무 겁먹지 말라. 각별히 기억에 남는 사건은 10년 후에도 꽤 자세한 부분까지 생각날 수 있다). 또한 공격성, 불안, 피해망상, (여성의) 불감증, (남성의) 발기 불능, 반복적으로 꾸는 악몽이 남의 얘기가 아니라면 한번 검사를 받아 보기 바란다. 그런 것들도 기억과잉의 증상일 수 있기 때문이다. 기억과잉은 신체적 혹은 정서적 충격에서 촉발될 수 있으며(큰 충격을 받으면 일시적 기억 상실이 일어날 수 있듯이) 이 경우에는 치료와 심리 상담을 병행해야 한다.

일상생활에서의 기억력

기억력은 세월 따라 어쩔 수 없이 낡아 간다. 앞에서는 기억력을
관리해야 할 필요와 몇 가지 팁을 살펴보았는데, 이제 일시적으로
기억이 잘 나지 않을 때의 시간 낭비와 성가신 문제를 피하는
요령을 알아보겠다. 나는 이 요령을 〈인스턴트 메모리〉라고
부르겠다. 프랭클린 루스벨트에 대해서 아는가? 샹젤리제 근처의
지하철역 이름 얘기가 아니다……. 다들 알다시피 루스벨트는
미국 대통령을 지낸 인물이다. 미국 역사상 유일하게 네 번이나
대통령을 지냈다. 그런데 루스벨트는 범상치 않은 기억력의
소유자이기도 했다. 그는 단 한 번밖에 만나지 않은 사람들의
이름도 어김없이 기억했다!

　　도대체 비결이 뭐였을까? 루스벨트는 사람을 처음 만날
때마다 상대의 이마에 이름이 쓰여 있다고 상상을 했다. 누군가를
소개받을 때마다 상대 이마에 떠 있는 글씨를 5초 정도만
상상하면 기억에 충분히 남는다. 일단 그 전에 상대가 처음으로
자기 이름을 밝히는 순간에 집중을 한다. 이름을 다시 한번 말해
달라고 해도 좋다. 얼굴을 잘 보고 이름과 연결한다. 15초 안에
정보를 머릿속에 입력하라. 그걸로 끝이다.

여러분은 회의나 강연에 참석해서 필기를 하는 편인가? 하는 게 좋을 거다……. 회의나 강연이 끝나고 바로 자기가 적은 내용을 읽어 보라. 중요하다고 생각하는 대목에 밑줄을 긋는다. 이 사소한 차이가 기억할 만한 것을 더 잘 기억나게 해준다. 도표나 그 밖의 시각적 요소를 더하면 금상첨화다. 그러한 이미지가 지식이 기억 속에 닻을 내리도록 도와준다. 여러분이 시각적 기억이 발달한 편이라면 더욱더 좋은 효과가 있을 것이다! 열쇠를 잃어버렸나? 안경을 어디 둔 건 분명한데 그게 어디인지 모르겠다고? 지금 장난하나? 얼른 찾아라!

다음부터는 본격적으로 자기 자신에게 일러두자. 〈열쇠는 현관 옆 콘솔 위에 뒀다.〉 〈안경은 서랍장 첫 번째 칸에 넣어 뒀어.〉 이렇게 스스로에게 한번 말해 주기만 해도 기억이 훨씬 단단해진다. 필요하다면 큰 소리로 외쳐도 좋다. 큰 소리로 말하면 청각적 기억까지 동원할 수 있어서 더 효과적이다. 실제로 우리 뇌는 우리가 하는 말을 잘 기억하게끔 조직되어 있다. 그러니 큰 소리로 혼잣말을 하자. 물건 찾느라 성질 버리느니 약간 맛이 간 사람으로 보이는 게 낫지 않나?

자동차가 어디 있는지 모르겠다고? 차량 도난을 당한 것 같다고? 애먼 사람 욕하면서 신고 전화를 넣기 전에 본인의 기억력부터 점검하라. 여러분이 진즉에 주의를 충분히 쏟지 않아서 그렇다. 이 경우에도 호흡을 가다듬고 되뇌어 두라. 〈내 차는 빨간 문 앞에 세워져 있어.〉 (문 색깔은 물론 그때그때 바뀔 수 있다······.) 아예 주차를 할 때부터 조금 느긋하게 신경을 씀으로써 정신 나간 사람 꼴을 모면할 확률을 높여라. 주위를 잘 둘러보라. 가게 상호, 간판 색깔, 거리 이름 같은 세부 사항을 눈여겨보라. 이 사소한 관찰들에서 생각보다 꽤 정확한 이미지를 얻어 낼 수 있다. 여러분은 여러분이 위치한 장소를 마음으로 사진 찍은 셈이기 때문이다. 그래서 그 자리로 다시 돌아오면 기억의 심연에서 퍼즐 조각들이 튀어나와 마법처럼 착착 맞아 들어간다! 그 이상 뭘 할 필요도 없다! 전화 통화를 하거나 요즘 장안의 화제인 영화 얘기를 나누면서 뭔가를 기억에 남기기란 힘들다. 기억의 열쇠는 주의력이다! 멀티태스킹을 하기보다는 새로운 정보를 습득하면서 그 순간에만 집중해야 기억이 오래갈 확률이 높다. 하지만 일하다가도 수시로 문자 메시지에 답을 해야 하는 〈하이퍼커넥티드hyper-connected〉 사회에서 멀티태스킹은 예삿일에 불과하다.

지적인 취미가 있는가? 그렇다고? 그 취미에 한해서는 본인의 기억력이 쌩쌩하게 잘 돌아간다는 것을 이미 눈치챘을 것이다. 자기가 좋아하는 것은 쉬이 기억에 남는다. 아니라고? 그렇다면 다른 취미를 찾아봐야 할 텐데······. 머리 쓰는 활동을 좋아하는 사람들이 기억력도 좋다는 사실을 보여 준 연구는 여러 건이 있었다. 지적 자극, 배움, 이해는 대뇌 피질을 잘 돌아가게 하고 부수적으로 사기도 북돋아 준다. 자신의 주민 등록 번호는 외우고 있는가? 모르겠다고? 저런, 외워 두면 얼마나 편리한데! 매번 찾아볼 필요 없이 한번 마음먹고 외워버리면 어떨까? 생각보다 금방 외워서 스스로 놀라게 될 것이다. 특히 처음 일곱 숫자는 본인의 생년월일과 성별을 나타내기 때문에 기억력보다는 상식의 문제다. 마음에 와 닿았던 시, 흥얼거리고 싶은 노래, 그 밖에 외워 두면 편리한 전화번호 몇 개도 다 외워 버리자(기억력의 가장 못된 적인 휴대 전화를 분실할 날이 올지도 모르니까). 이러한 훈련이 즉각 기억을 자극한다.

반복은 기억을 잘 남게 하는 핵심 비법이다. 반복이 신경 세포와 신경 세포 사이의 연결을 안정화하기 때문이다. 여러분은 늑장을 부리는 편인가? 오늘 할 수 있는 일이라도 내일로 미룰 수 있으면 미루자는 주의인가? 만약 그렇다면 그 고약한 버릇부터 고쳐라. 해결되지 않은 일거리들이 기억을 가로막는다. 해결 가능한 일은 생각날 때 바로바로 처리함으로써 기억력을 해방시켜 주자. 비단 기억력에만 좋은 일인가, 여러분 자신에게도 좋은 일이다. 원래 일을 빨리 마무리하지 못하는 사람들이 자학도 심한 편이다. 만만디들의 나쁜 버릇 중 하나가 일단 시작을 해놓고서 그에 수반되는 온갖 성가신 일들은 훌훌 벗어 버리고 싶어 하는 것이다. 그러면 안 된다. 뭔가를 하고 싶은데 결국은 엉뚱한 일을 하게 될 수도 있다. 여러 가지를 한꺼번에 하려다가는 죽도 밥도 안 된다. 〈토끼와 거북이〉 우화는 아무리 뛰어난 사람도 자기가 하는 일에 집중하지 않으면 실패할 수밖에 없다는 교훈을 준다.

본인이 생각하기에 산만해지기 쉬운 편이라면 더욱더 한 번에 한 가지만 열심히 하라! 최초의 결심을 무너뜨리는 외부의 유혹들을 물리치자! 노력해 보라, 피가 되고 살이 될 터이니. 여러분은 음악을 들으면서 일을 하는가? 그게 꼭 좋은 아이디어라고는 할 수 없다. 음악이 〈주의력을 분산시킨다는〉 연구 결과들이 있다(파스칼이 말하는 〈기분 전환〉의 의미가 아니다). 일을 하는 동안 틀어 놓는 음악은 집중력과 기억력을 떨어뜨린다. 그렇지만 일을 시작하기 전에 듣는 클래식 음악은 마음을 안정시키고 집중력을 높이는 효과가 있다고 이미 입증되었다. 이러한 〈인스턴트 메모리〉를 잘 써먹어서 손해 볼 일은 없다. 어느 날 갑자기 기억력 세계 챔피언 자리를 두고 경쟁하게 될까 봐 겁난다면 모를까!

아, 그런 타이틀은 실제로 있다. 1991년에 창설되어 매년 열리는 이 대회는 점점 더 뜨거운 성원을 받고 있다. 대회 프로그램은 15분 동안 시 한 편 외우기, 30분 동안 수십 자리에 달하는 숫자 외우기, 여러 개의 큰 숫자를 5분 안에 외우기, 임의로 주어진 엄청나게 많은 단어를 15분 안에 외우기, 주요한 역사적 사건들의 발생 연도 외우기 등으로 구성되어 있다. 카드를 10장 연속 외우는 연습을 한번 해보라, 그러면 이 경쟁 프로그램이 녹록치 않다는 것을 금방 알 수 있을 테니! 이 대회에서 발군의 실력을 드러낸 사람이 있다. 영국의 도미닉 오브라이언Dominic O'Brien은 58세에 이미 여덟 차례 세계 챔피언 타이틀을 지켜 냈다. 그의 가장 놀라운 묘기는? 그는 2002년에 2,808장의 카드(54벌)를 차례대로 외우면서 8번밖에 오류를 내지 않았다! 나라면 그와는 절대로 블랙잭 게임을 하지 않을 것이다…….

맺음말

이 책을 마무리하면서 나는 한 시대를 변화시키고 자기를 따르는 모든 이에게 영향을 미쳤던 한 사내의 말을 인용하고 싶다. 그는 20세기 초를 살았던 미국의 거물 기업가 헨리 포드다. 포드는 어느 날 그의 성공에 대해서 질문을 받고 이렇게 대답했다. 〈내가 고객들의 말만 들었더라면 그저 더 빠른 말을 만들어 냈을 겁니다.〉 그는 기존의 틀을 유지하는 데에만 관심이 있었던 조언자들과는 반대 입장에서 〈포드 T〉를 개발했다. 포드 T의 등장은 자동차의 비약적 발전과 궤를 함께했다. 나는 헨리 포드의 이 말이 마음에 든다(포드라는 인물에게 장점만 있었던 건 아니다. 하지만 그건 다른 문제다). 그 이유는 이 말이 기어를 바꿈으로써 판을 바꿔 보자는 얘기이기 때문이다. 우리를 변화로 초대하고, 다르게 사유하는 우리의 능력을 자극하기 때문이다. 〈다르게 생각하기think different〉는 또 다른 혁명적 기업인 애플의 광고 문안이기도 했다. 스티브 잡스의 선견지명은 반박할 수 없다. 우리는 지금까지도 그의 통찰력 어린 직관을 생활 속에서 느끼고 있다.

건강이라는 문제에 있어서도 혁신이 없으면 위대한 성취나 지속 가능한 성취가 있을 수 없다. 그리고 혁신은 각자 하기에 달렸다. 그렇다, 우리 모두는 혁신을 일으킬 수 있다. 단지 생활

방식을 변화시키기 원하고 결심하기만 하면 된다. 일상을
소소하게 바로잡고 고쳐 나감으로써 그러한 야심을 드러내야
한다. 죄의식 없이 그저 상식에 입각해서. 불안해하지 말고 자기
자신을 아껴 준다는 마음으로. 여러분은 권총을 잡고 25미터
전방의 목표를 겨냥하는 사수다. 총신이 몇 밀리미터만 어긋나도
총알은 목표에서 2미터 가까이 벗어나 버린다! 목표는 여러분의
행복, 건강, 삶의 기쁨이다. 몇 밀리미터, 그 작은 간격이 엄청난
차이를 만든다. 몇 밀리미터만 바로잡으면 비록 낯설지만
몸에 좋은 습관에 누구나 적응할 수 있다. 이 책에서 지금까지
살펴보았던 나쁜 습관들을 뒤집어엎을 수 있다는 얘기다.
그러니까 조준을 똑바로 하자! 총신이 조금이라도 삐뚜름해지면
안 된다. 이 책의 한 꼭지 한 꼭지를 소홀히 할 때마다 조준이
1밀리미터씩 벗어난다고 생각하라.

나는 여러분이 어떤 부분에서 약한지 알고 있다. 나도 바로 그
부분이 약하기 때문이다……. 이 책은 여러분이 잘되기를 바라는
벗, 여러분을 손바닥 들여다보듯 잘 아는 어깨동무다. 이 친구는
늘 해왔던 대로 하고서 결과에 놀랄 필요는 없다고 설명한다.
두고 봐라, 사람은 생각보다 빨리 변화에 적응한다. 생활 양식에
해당하는 것은 모두 유전자에 새겨지고 결과를 내기 때문이다.
나는 직접 경험을 해보고 확신을 얻었기에, 여러분을 믿기 때문에,
그리고 어쩌면 여러분을 좋아하기 때문에 이렇게 말하는 것이다.

1. Annie Pastor, 『Les Pubs que vous ne verrez plus jamais』 (Paris: Hugo & cie, 2012)

2. allodocteurs.fr

3. David Servan-Schreiber, 『Guérir』, Réponses(Paris: Robert Laffont, 2003)

4. Denis Lairon, 「La qualitédes produits de l'agriculture biologique et le PNNS」, étude de l'Inserm

5. e-sante.fr

6. France 2, 「Le bio-business」, Laurent Hakim, David da Meda, Envoyé Spécial, 2012. 1

7. France 2, 「Les fausses promesses du light」, Laurent Dy, Lise Thomas-Richard, Envoyé Spécial, 2015. 4

8. France 5, 「Le Magazine de la santé」

9. institut.inra.fr

10. 『Journal of Agricultural and Food Chemistry』

11. Philippe Baqué, 『La Bio: entre business et projet de société』, Contre-Feux(Paris: Argone, 2012)

12. terraeco.net

13. 60millions-mag.com(Institut National de la Consommation)

지은이 소개

미셸 시메스 Michel Cymes

프랑스의 국민 의사로 불리는 미셸 시메스는 외과의 출신이자 건강 관리 서비스 플랫폼인 베터라이즈Betterise의 공동 창업자이다. 라디오와 TV 방송의 진행자로 활동하며 의학 정보의 대중화에 힘쓰며 특유의 유머 감각으로 많은 인기를 얻고 있다. 2014년부터 2016년까지 3년 연속으로 방송 프로그램 진행자 인기투표 1위에 오르기도 했다. 2015년 아우슈비츠 해방 70주년에 출간된『나쁜 의사들』은 의사들이 사형 집행인으로 변신한 순간들을 정면으로 마주하고 나치 희생자를 추모하는 마음과 의사로서의 책임감으로 쓴 책이다. 이 책은 출간된 후 프랑스에서 베스트셀러 종합 6위에까지 올랐으며 역사와 에세이 분야에서 각각 1위에 오를 정도로 큰 화제를 불러일으켰다. 2015년 유쾌하고 통철한 필력을 바탕으로 건강의 가장 기본적 요소들을 핵심적으로 알려 주는『사소하지만 쓸모 있는 건강법』으로 다시 한번 베스트셀러 1위에 올랐다. 2017년 발표한 『사소하지만 쓸모 있는 뇌 사용법』에서는 작은 습관들로 두뇌를 움직여 기억력을 증진하는 뇌 건강법을 소개한다. 지금까지 미셸 시메스가 프랑스에서 판매한 책은 33만 권이 넘었다.

파트리스 롬덴 Patrice Romedenne

프랑스의 언론인. 〈프랑스 2〉 방송국의 기자로 활동했고 이후 베를린 특파원을 거쳐 2004년부터는 편집장으로 일했다. 지금까지 스포츠와 건강에 관해 일곱 권의 책을 발표했으며 그중 다섯 권은 미셸 시메스와 공저이다. 시메스 의사와는『사소하지만 쓸모 있는 건강법』외에『사소하지만 쓸모 있는 뇌 사용법』,『로랑』,『섹스, 수많은 이야기!』등을 함께 썼다.

옮긴이 **이세진**

서강대학교 철학과를 졸업하고 동 대학원에서 불문학 석사 학위를 받았다. 현재 전문 번역가로 활동하고 있다. 『나는 왜 네가 힘들까』, 『관계의 조각들』, 『드러내지 않기』, 『고대 철학이란 무엇인가』, 『미셸 옹프레, 이슬람을 말하다』, 『뇌를 해방하라』, 『아직도 책을 읽는 멸종 직전의 지구인을 위한 단 한 권의 책』 등 다양한 장르의 책들을 우리말로 옮겼다.

사소하지만 쓸모 있는 건강법

지은이 미셸 시메스, 파트리스 롬덴 **옮긴이** 이세진

본문 그림 남수빈(제1장~제2장), 민조킹(제3장) **발행인** 홍예빈·홍유진

발행처 사람의집(열린책들) **주소** 경기도 파주시 문발로 253 파주출판도시

대표전화 031-955-4000 **팩스** 031-955-4004

홈페이지 www.openbooks.co.kr **email** webmaster@openbooks.co.kr

Copyright (C) 주식회사 열린책들, 2018, *Printed in Korea.*

ISBN 978-89-329-2242-3 03510

발행일 2018년 6월 20일 초판 1쇄 2020년 7월 20일 초판 5쇄 2022년 4월 1일 2판 1쇄 2022년 6월 10일 2판 2쇄